改訂新版

食べもので病気は治せる

桜沢・大森の正食医学理論

石田英湾［著］

新泉社

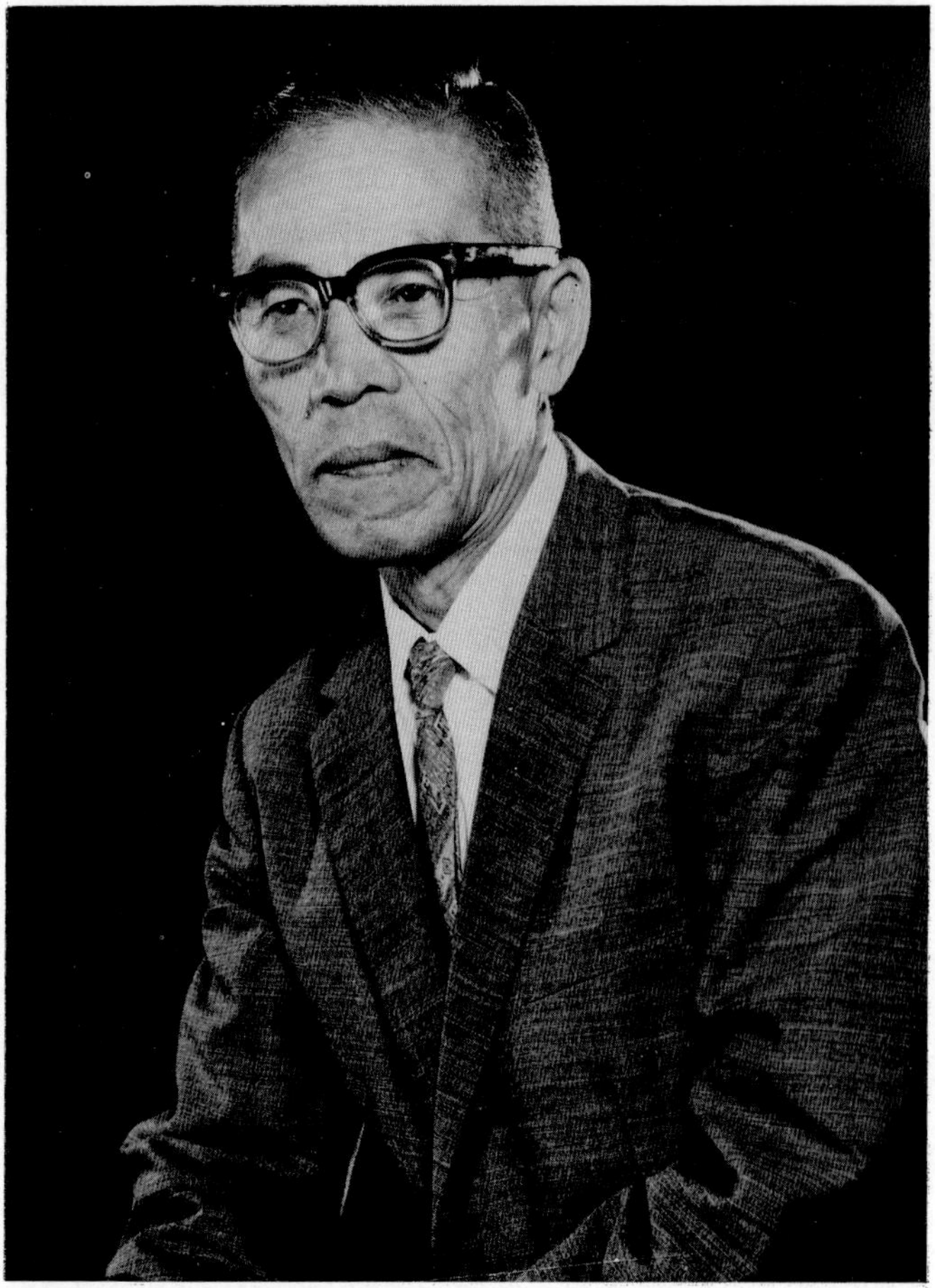

桜沢如一氏（1893～1966年）

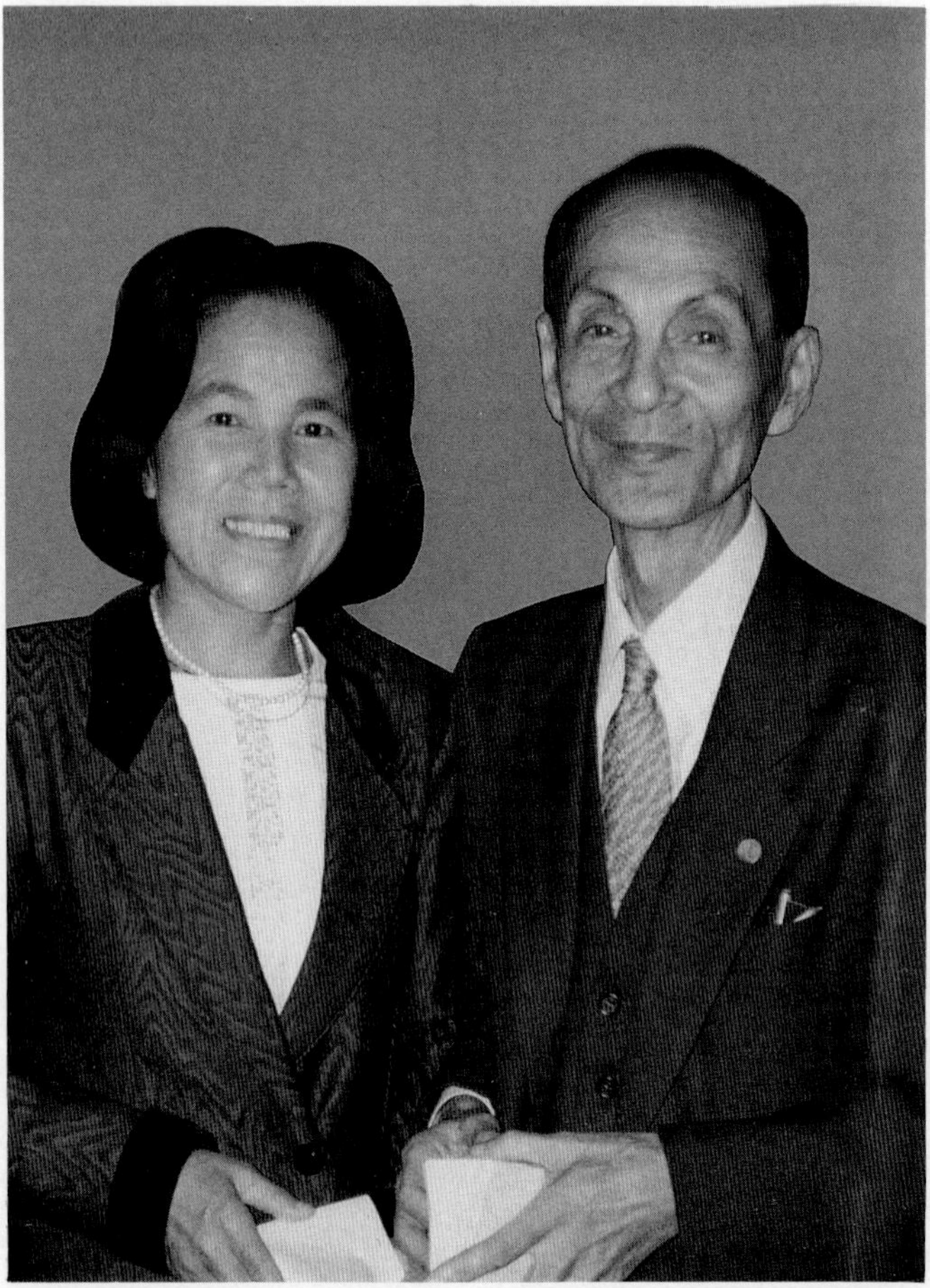

大森英桜・一慧夫妻

食べもので病気は治せる

食べもので病気は治せる　目次

Ⅰ　いかなる病気も二十日で治る——7

Ⅱ　正食医学講座——77

装幀 勝木雄二

I いかなる病気も二十日で治る

はじめに

一九八七年（昭和六十二年）八月九日、東京日経ホールにて「ホリスティック医学シンポジウム」が開催された。その第三部「自然治癒力の可能性」に、大森英桜は講師の一人として招かれて出席した。

彼はその席で「いかなる病気も二十日で治る」と公言した。公の席における最近の彼の発言として、私は特に記録する。

彼はこれまで、私的な会合においては、このことはさかんに述べてきている。「正食医学」講座は、彼が主任講師で日本CI協会が主催して発足したものであるが、そこでは彼は絶えずそう発言している。

この講座は、玄米正食による彼の病人治療体験の実績を踏まえて一九七六年四月に発足したのであるが、いかなる病気をも正食によって治せる明確な自信の裏付けのもとに始まったのである。

私は彼から「どんな病気も一週間（七日）で治せる」と聞いたこともある。「一週間」が時には「十日間」「二週間」であったこともある。治療期間の日数の差異はともかくとして、玄米正食で治せる確信のほどはうかがえる。

しかし、現代は、「いかなる病気も二十日で治る」といくら真面目に公言しても、誰もマトモに信用しない。信用しないどころか、大言壮語のマヤカシモノと一笑に付されがちである。その証拠に、ホリスティック医学シンポでの彼の発言に熱意ある関心を寄せて論及するマスコミはなかった。

私自身にしてみても、彼の発言を初めて耳にした時のことを、彼のハッタリとして記憶している。食養というせまい世界での自己顕示欲のつよがりのように感じられた。広い世間一般の社会に公表するほどの自信のない者が、食養の世界に自己宣伝をしているように感じられないでもなかった。彼の話しぶりには、多分にオーバーでくどいところがあるので、仲間うちでは食傷ぎみに聞き流されてしまう。

しかし私は、私自身の体験を重ねるにつれて、彼の一言一句を聞き流せなくなった。彼の些細な何気ない一言一句が厳密な裏付けのもとに発言されている真実であることを、私は理解できるようになった。

彼は新興宗教の教祖ではないし、まして祈祷師、霊媒師ではない。彼にその種の有名、無名の各種各層の人々がまとわりつきたがって押し寄せはするが、彼自身はその種の人間ではなく、それらの人達とは明確に一線も二線も引き、避けている。

私は、このたびの公開の席での彼の発言「いかなる病気も二十日で治る」を正式に確認し、この論拠をまとめなくてはいけないと考えた。彼が生命をかけて実証してきた根拠にもとづく発言が、マヤカシモノ・妄想・自己顕示欲などと同種のものとして聞き流され、見過ごされ、無視されるのは忍びがたい。忍びがたいなどという個人的な感情の問題ではない。とり返しのきかない人類の損失になる。彼の発言を、すべての人々に冷静に厳粛に受けとめてもらいたい。それには、彼の発言の裏付けとなっている根拠を正確に、真実のみを正確に公開する必要がある。私は「いかなる病気も二十日で治る」の証明を書きたくなったのである。

彼の玄米正食による病人治療の体験と実績は「人類の宝」である。人類にとって、これほど貴重な体験は数少ない。食べものによる病人治療の実績だけではない。彼は、自身の全身全霊を純穀菜食の実験場・実験台として提供している。「いかなる病気も二十日で治る」が真実なら、これを捨てておいてよいはずはない。病気から解放されたいのは人類のユメである。ユメの実現のために人類は生活している。

私は、このユメがマコトのユメであることを立証する一人として、私自身の体験を踏まえて、彼の足跡をたどってみることにした。「いかなる病気も二十日で治る」――ウソかホントか、と。

大森英桜と私の出会い

一九六五年五月、私は初めて彼に会った。当時、東京世田谷に「正食の家」というのがあった。玄米食の生活体験を二泊三日で行っていて、私は健康になりたい一心で入所した。その時の詳細は拙著『生活革命＝玄米正食法』、『「元気」の革命』（いずれも新泉社刊）に書いているので、ここでは省略する。

大森は講師の一人としてそこにつとめ、健康指導を担当していた。私は二十九歳であった。

彼は、正座する私を望診して、私が医者から言われていた病気を、みな的確に指摘した。私は言い当てられてビックリした。ビックリする私を見ながら、彼は「キミにはいろいろな病気があるが、二週間で治せなくてはいけない」と言った。

「二週間で治してやる」というのではない。「二週間で治せなくてはいけない」というのである。

私には、何が何やら、彼の言う意味がわからなかった。二週間で治してやる、というのならわかる。二週間で治せなくてはいけないとは、いったいどういうことか。

私はすでに十数年以上も病院通いをし、医者と薬の世話になりどおしできている。十数年という年月にくらべると、二週間（十四、五日）はあまりにも短い。

〈このひとは私をカラカッテいるのではないか〉と私は思った。玄米食の何たるかもよく知らない者に、永年のさまざまな病気の巣窟《そうくつ》になっている身体を二週間で治すとは、どこから、どのようにしてその日数が算出されるのか。「二週間で治してやる」というのなら、この人に自分をおまかせして、取り組むことはできる。しかし、二週間で治せなくてはいけないとは、何をどうやって二週間で治すのか。それすらわからないのに、どうして二週間で治すのか。

私は、二週間で治す方法を、彼が教えてくれるのかと期待した。しかし、彼は特別なことを教えもしなかった。

結局、私は、彼なら二週間で治すのであろうが、何やかやの持病を治すのに約二十年かかったことになる。短い時間で治った病気もあるが、彼が指摘した病気に、私なりの取り組み方で二十年かかっている。それゆえ、彼の目には、私は優柔不断な、のろまな、意気地なしの陰性人間という印象で映っているにちがいない。

こうしたいきさつから、彼の二週間は私にとって二十年であり、彼の二週間はハッタリとして私の先入観念にもなった。それゆえ彼の期限付き説明を、私は大幅にサバを読んで聞きとめるようになっていた。

自分の病気の治癒には二十年もかけたにせよ、私は自分の病気を自分で独力で治したことになる。この点は、彼の教育法は、私に効果があったことになる。時間はかかったものの、私は病気を治すコツを自学自習し得たわけだ。彼が手とり足とり懇切ていねいに教え治してくれなかったおかげで、私は、病気のみならず、自分という病人を治す実習体験をさせられたことになる。

こうした経過をたどりつつ、私は新しい疑問をもつようになった。病気は二十日間で治せるとして、病人をも二十日間で治せるのだろうか。病人を治しきるのでなければ、病気を根本から治したことにはならないのではないか、彼のいう二十日とは、どちらを重点においてのことか、こうした疑問である。

彼は治療期間を約束すると、自ら病人と寝食を共にし、全身全霊を治療指導に投入する。病気を治すのは病人自身が主人公とならなければならない。病人が自分で自分を治すのでなくては本当の治療にはいたらない。それには家族や身辺の人達の協力が必要となる。協力が間違っていたのでは、せっかくの協力が協力でなくなってしまう。大森は食箋に示した治療食が目的どおりつくられるかどうかを指導し吟味し、病状の変化に伴う手当法を実地に施してみせる。

こうして彼は難病、奇病を求めて全国を行脚している。四十年以上にわたって行脚してきた。その実績を集約して「いかなる病気も二十日で治る」発言となっている。

私は、彼からたくさんの教えと指導を受けた。まず自分自身の病気や怪我を治すことから始まって、治療法のテクニック、特に陰陽無双原理の活用法へと。そして「正食医学」の理論と実践を、一人の実践者として、一人の証人としてこれから歩んでいこうとしているわけである。

大森と桜沢との出会い

一九一九年十一月、大森英桜は熱海に生まれた。家業は建築を営んでいた。彼は工学院大学建築科を卒業し、中堅建設業のO建設に就職している。将来は建築設計事務所を開設するユメがあった。しかし、すでにこの頃、彼の身体は病魔（肺結核）に侵されていた。

幼少に自由を恵まれすぎて、飲食にぜいたくをしすぎた者は、思春期から青年期に不自由を味わねばならない。これは生命の秩序、生体の秩序のしきたりである。自由と不自由は表裏を成して波動している。

彼の幼少は、飲食に恵まれていた。家業の景気のよかったせいもある。飲み食いにぜいたくを旨とした。土地柄、魚と海産物と果物は食事ごとに食べられ、さらに卵は日に二、三個、牛乳、乳製品など欠かさなかった。これらに加えて砂糖製品が彼に味覚の自由をたんのうさせるわけである。

その頃、白砂糖の消費量は、国の文化生活のバロメーターだなどといわれた。砂糖は疲労を回復し、消耗したカロリーを急速に補給するに理想的な食品と宣伝され指導された。

彼もそれを信じた。

彼の身体は、魚、卵、牛乳という動物性が過剰に入っていたせいもあり、砂糖とその製品をことのほか好んだ。それも適量ではなかった。食欲が満足するまで自由を謳歌するのでなければ、気が済まなかった。欲望にとらわれた自由讃歌であった。

動物性食品の多食は砂糖を魅《ひ》きつける。肉食は砂糖を要求する。ここでは、肉（牛・豚・鶏肉など）、魚、卵、牛乳、乳製品などを一括して肉食と表現している。肉食は体内で急速に高エネルギー化する。身体を熱する過剰なエネルギーは適度に冷却されねばならない。白砂糖は水などよりも数倍の冷却力があり、肉食とよく中和する。相性がよい。肉食にコーラ飲料や白砂糖入りのコーヒーなどが好まれるのは、砂糖水よりもさらに相性よく成分が配剤されているからといえる。現代栄養学は肉食中心であり、畜産業はもとより砂糖産業、清涼飲料産業を繁栄させた。これが高じて医薬品産業を栄えさせることになる。そして、やがては「肉食は人類を滅ぼす」因果律を証明することになるのであるが、ここではまだ控えておこう。

大森も文明開化には敏感であった。現代栄養学を信奉した彼は、白砂糖を最高の栄養食品のひとつとして受けとめた。とにかく白砂糖は良質のカロリーの固まりだ。当時、カロリー学説は栄養学の金科玉条だった。彼は白米のごはんに白砂糖をかけ、牛乳をかけて食べたりした。

時には白米ごはんに白砂糖だけということもあった。

彼の少年時代の食事法をきき、私の少年時代の食事が多くの点であまりにもよく似ているので、私は苦笑させられた。私は、海なし県の群馬県中央の産であるから、魚と潮風は、彼のようには摂っていない。かわりに、さつまいも、じゃがいも類と空《から》っ風が入った。私は幼少年期には肉食はさほど入ってないにもかかわらず、白米ごはんに牛乳や砂糖をかけたり、白米ごはんにバターを溶かし醬油で味つけして食べたり、さつまいもやじゃがいもにバターを塗って食べたり、甘納豆、キャラメル、アメ、チョコレート、練りミルク、アイスキャンデー、かき氷等々、さまざまな手段と方法で砂糖や乳製品を盗み食いしている。

こうした、はきちがえられた欲望の過剰な自由は、徐々になどというお手やわらかさでなしに、非常に確実に厳格に自由の拘束にかわる。

彼は胃腸をこわす。胃腸をこわすことから、すべての病気は始まる。胃腸は健康と病気の入口である。

私達は、一般的にいって、日々、胃腸こわしに熱中しながら、健康を願っている。健康を欲するのなら、まず胃腸を健全にしなければならないのに、胃腸を傷めつけ、こわすことに努めながら、病気をおそれ、健康を求めている。健康の原理に無知なのだ。

胃腸をこわして、私達は順次、過去の飲み食いと生活の経歴、過去のはきちがえた欲望の自由の程度に応じる拷問を受けることになる。病気にはそういう意味もある。

大森はひととおりの病気を経て、肺病と神経症にたどりつく。私はひととおりの病気を経て、胃下垂・内臓下垂・肝臓病と神経症へと進行した。

彼は魚と卵がたくさんはいっているから、病気で衰弱したとはいえ、空元気《からげんき》を発揮することができた。しかし医者は、彼の身体は二十五歳までしかもつまいと言ったという。私は、医者と易者から三十五、六歳ごろまでもてば儲けものだ、と言われた。彼は身体の芯に魚の陽性を保有したので、人生に対するヤケッパチの気力を自虐的に発揮した。世をスネ、他人にスネ、自らの運命をスネつつ、ヤケのヤンパチ、暴力をささやかながら発揮して、家族を困らせ、近所の人達からは狂人扱いを受けた。

そうしたある日、彼は家の前を行くへんな恰好をした外人風情の青年とめぐり会う。青年は、胸と背に、看板をかけていた。

「真理を求めんとする者は、われに来て語れ！」と、その看板の表は日本語で、背は英語で書かれていた。

彼は、青年を呼びとめ、家へ入れる。青年は英語で答えた。そして問答となった。彼は、当時は英会話ができなかったから、近所の知りあいの青年をよんで通訳をたのんだ。

世をスネて日を送っていた彼には、外国青年のいっぱしの道徳家ぶった恰好や態度は気に入らなかった。「真理を求めんとする者は、われに来て語れ!」などとは生意気に思えた。

大森は病気をもてあましていた。病気ひとつ治せない者に、真理や神を知らしめてくれられるのなら教えてもらおう、そんな気で彼はその青年を招き入れた。小生意気な外人の鼻っぱしをへし折ってやるつもりだった。通訳をはさんでの会話は十分に本意を通じさせることができない。青年は、眼をつり上げ額に青筋を立て、ツバを飛ばしてつっかかってくる蒼白い顔をした大森に、言葉の代わりに一冊の小冊子を提示した。表紙は『宇宙の秩序』とあった。

大森は本を手にした。表紙をめくり、頁を何枚かめくるうちに、彼は磁石に吸着した鉄片のようにその場を動けなくなってしまった。青年は名をピエール・ルイスと称した。大森は青年を家に泊めおき、その夜『宇宙の秩序』を二度、三度と読み返す。

「オレがさがし求めていたのはコレだ!」と彼はつぶやきつづけた。

桜沢如一著『宇宙の秩序』は、現在は日本CI協会より発行され販売されている。

この書にどのようなことが書かれているかということは、のちほど簡単に触れるのでここでは省く。ピエール・ルイスは、正に、神を示したのだった。

大森の人生は、この時以来、生まれ変わって大転換を始める。

病気も災いも何もかもが、すべて神だということ、それを神でなくしているのは人間自身にほかならない、自分自身にほかならない。彼は生気を得て飛躍をはじめる。桜沢の『宇宙の秩序』を理論化した陰陽原理＝無双原理・易と食養論を彼はマスターする。そのほかに入手できるかぎりの桜沢の著書や書き物を読破し、桜沢の思想と哲学を吸収した。そして彼はその当時、海外に滞在中の桜沢に手紙を書いた。桜沢は外国での生活のほうが多かった。第一期世界無銭武者修行と称して、正食と無双原理（ＰＵ）普及活動のため外国を渡り歩いていた。したがって、桜沢と大森の接触は手紙の交換によってはじまった。

桜沢の『新食養療法』の食箋には、小魚（ジャコ）の使用も記載されている。大森は、当時インドに滞在中の桜沢に、「小魚を容認しているのは宇宙の秩序違反ではないか」と、桜沢の理論と実践の矛盾を指摘した。この点については後述もするが、桜沢は、すぐに手紙で当時の食養会とその幹部に、小魚使用禁止を通達している。そして、大森に、日本での食養指導を依頼している。

大森が桜沢に実際に面会したのは、一九六〇年、桜沢がアメリカから帰国した時だった。場所は東京・恵比寿の光雲閣であった。これより以前、一九四八年に桜沢は横浜日吉にＭＩ（メゾン・イグノラムス）という無双原理と正食の研修道場を創設している。しばらくのちに代々木西原に移転したが、桜沢が海外出張中も会員や研究生によって運営された。桜沢は大森に、そこでの講師を手紙で依頼し、大森はそのつとめを果たしている。

光雲閣で初めて会った時、桜沢は大森に「MIについてどう考えるか」と問うた。当時MIには、常時十名から二十名ほどの寄宿生がいて、五〜六名の職員が日常業務にあたり、講習会や講演会の日には当日参加がかなりの人数となり、運営も経営も多忙だった。大森は寄宿生と共同生活しながら、講師役をつとめた。

桜沢に問われて、彼は、「この種の道場は、あまり役にたたないのではないか」と答えている。その理由は、道場という特殊環境のワクの中でなければ、玄米食を実行できないし、PUも学習できないというのでは、しょせん、たいした人間ではない。実社会こそ最高の生きた道場であり教室だから、世間の荒波の中でたった一人ででも玄米正食を実行し、PUを学習する基本を教えるだけでよく、長期の寄宿制は依存心と固定観念にとらわれた偏狭な人間を生むことになってしまう。自覚なき人間の集団道場となったのでは目的に反するのではないかと、そうなりがちな傾向にあったMIを批判した。いかなる状況や状況の変化、いかなる社会や社会の変化にも適切に対応できるのでなくては無双原理を学習しているとはいえない。それと同じことで、いかなる病気や病状の変化にも適切な処置と治療を施さなくてはPUを修得しているとはいえない。大森はインドの桜沢からの課題の「まず二千人の病人を食べものだけで治してみよ！」に挑戦している最中でもあった。

二人の初めての面会時の対話は、このほかいくつか交わされているが省略する。その日は光雲閣では講演会があり、二人だけでゆっくり話しあうという状況ではなかった。大森はその後も講師をつづけるわけであるが、病気治療の課題にとり組む時間の方が多くなっていく。彼は桜沢の課題に忠実に挑戦した。

桜沢は「どんな病気も十日で治る」と言明している。ただ彼自身は、いかなる病気というほどには、すべての病気に挑戦しきってはいなかったようだ。そのため、たくさんの弟子、門弟の中から、特に大森に「二千人の病人をまず治してみよ」と課したと考えられる。大森は、桜沢の『新食養療法』をテキストにして、自身の病気治しに始まって二千人治しにかかるわけである。無双原理と玄米食の効果を実証するためにである。彼にしてみれば、桜沢の成しとげられなかった分野を補充し、さらには桜沢を乗り越えてみたかった。

こうして大森の、病気と病人と寝食を共にする生活が始まる。

生活は窮乏をきわめる。金もうけのための病気治しではない。金を得るための病気治しでもない。医師の資格をもたないのだから、これは当然のことなのだ。家庭は妻にまかせきって、彼は家庭を省みない。家へ病人を泊め、病気の一進一退に一喜一憂はしても、家族の生計をどうするかは妻にまかせきりであった。妻の一慧《かずえ》は、六人の子供と両親をかかえ、内職をし、家事をし、病人の食事から下の始末の手伝いまでしつつ、夫の狂気の沙汰としか思えない趣味に協力した。子供たちは、みな新聞配達をして、家計を助け、自立を強制される。

私は、この時期、夫人と会談したことがある。

「うちのお父さんは、寝ても起きても好きなことしてるんだから、まったくいい身分です」と、一慧は夫の日常を語った。私は、この言葉の裏にわだかまる困苦を感じて、身を刺される思いがした。彼女には、身心の疲れが、全身にあらわれていた。

大森は、病気治しが面白くて、好きで好きでたまらないらしかった。普通なら、顔をそむけたくなる、目を閉じたくなる、鼻をつまみ呼吸をとめずにはいられない醜態や悪臭を吐く重病人を、彼はよろこんで受け入れ、手当した。難病や奇病であればあるほど、勉強の教材として、実験台として、彼は燃えたった。彼は自分自身の浄化のためにも、重病人を必要とした。病気を治し、病人を癒すには、それらを浄化しきる力に倍する明光を要す。彼は、自己浄化が病気治療と病人治癒に比例するのを確認し、自己浄化のためのあらゆる方法を自己に課し、試み、病人に応用した。重病の難病者はめきめきと回復し、治り、彼は感謝される。しかし彼は、病気と病人に感謝する。

現代医療で見放された末期の病人や難病者が、どこからともなく聞き伝えで、家族や知人に伴われ、彼の家に押しかける。私も、その中の一人だったと、言えなくもない。私は彼に直接の治療を受けるのではないが、治療のヒントを得るためと指導を受けるために、幾度も定期的に訪ねた。彼に会うことはよき治療になった。自分の病気は自分で治すのが無双原理を学ぶ者の基本的な資格だから、私達は誰に対しても「私の病気を治してください」とは言えない。言ったら資格放棄者だ。

桜沢に言わせれば、そんな者は、「死ね！」である。そんな者は、「死んでしまえ！」である。桜沢は烈しい言葉で食養人を戒めている。

「恥あれ！　一度でも食養法を聞いて再び病むものに!!!」

「死ね!!!　食養法によって尚救われざるものは!!　食養の知行を拒むものよ！　汝はすでに生くる資格を失った廃物である」と。

大森は自分で自分の道を拓いてゆく。自分自身も、妻も子供をも、生体実験台に供して、まさに生命を賭けての正食医学療法を四十年間以上にわたってつづけている。正食医学理論として自他ともに認めるに至るのには、これでも十分ではないが、桜沢が命じた二千人は十五年余で果たしている。したがって、それ以降の三十年余は医療をとおしての真理の探究と実証の日々となる。これまで手がけた病人は一万を優に超える。食箋だけの指導を含めれば数万件となろう。

彼は正食医学という学問を求めたわけではない。最初は自分自身の身体の病気治しであった。食べものの偉力を知って、彼の目的は、食べものの生命、食べもののハタラキを確認することに向かった。食養界では「食は命なり」と言われている。食が命であるリクツはわかる。どういう食が、どういう生命となるかを実際に見極めたい。彼はそこから出発する。万を超す病症と病人を扱ううちに、大森としての学が自然とでき上っていた。食べものによる病気治療は昔からある。その治療師も多い。現代医学の中には食事療法として組み入れられてもいる。それゆえ、食べものによる病気治療は格別目新しいものではない。

目新しいものでないから、人々はバカにして真剣に取り合わない。日々につくられては消えていく、実績のない新薬や治療法の方がありがたがられる。新発見、新発明、新技術、新薬、新治療法などと「新」の文字がつくと、危険なものでも珍重される。未知の世界のモノゴトを、私達は価値あるものと崇めたがる。大森も現代医学と栄養学を人一倍信仰していた。それらに裏切られて、古色蒼然とした〝食べもの〟世界に踏み入っていく。

彼が歩くあとに「玄米正食」が歩き出し、いつしか正食医学の体系らしいものが形成されてくる。彼は病人治療指導と同時に、古代から現代までの古今東西のあらゆる民間治療法を調べ上げている。普通、学問のひとつの小さな分野でも、その分野を学問的に研究するとなると、一生の仕事になってしまう。一生かけても果たしえないほど、どの分野にも奥行きと広がりはある。それゆえ、私がここに、彼が古今東西のあらゆる民間の病気治療法を調べ上げたと書くと、一人の人間のたかが三十〜四十年間にそんなに研究ができるわけがない、と専門家達は思うにちがいない。特に現代科学の学界の人達は、分析して分析して分析しつづけることにきわまりのない研究法をとっているので、短期に一人で大業を成すなどとは信用しがたいにちがいない。

それゆえに、現代医学も医療も決していつになっても完成され得ないことを、はからずも告白することになる。現代医学も医療も永遠に未完を自白している。

大森には古今東西のあらゆる病気治療法を調べ上げる秘訣があった。

「宇宙の秩序＝無双原理・易（陰陽による実用弁証法）」である。これがなければ、いくら大森が天才だろうと、彼の現在はあり得ない。彼は、これによって、真偽を見ぬく。これは、近代的な科学設備の完備した研究所で、世界中の優秀な学者が何十人、何百人かかって、何年、何十年を費して求める結論をも瞬時にひき出す。不思議な原理だ。

大森が、特に難病、奇病や重病人に情熱をわきたたせるのは、この不思議な原理の実用化と実効を実験し確認できるからだった。食べものでそれが行える。日常、誰もが行う食事によって、つまり、ありきたりの食べものと食べ方によって、偉大な実験が行えるのだ。

リコウな人ほど、食べもので病気を治すことなどできるはずはないと思いこんでいて、食事療法・食物療法を冷笑し、無視する。学者ほどこの傾向は強い。一学問の研究のとりこになっている科学者は、食べものに無関心だ。食べものが化学薬品や医療用放射線や手術にまさるなどということは決してあり得ない、という固定観念をもっている。食べもので難病、奇病が治るのなら、食べものは大昔からあったのだから、医薬や医療技術は必要なかったはずだと反論する。近代的な医学や医療が必要とされるようになったのは、食べものでは治らないから食べもの以外の方法としてでき上ったと、彼らは主張し、肯定する。彼らは新しいモノゴトに医療の道を求めた。食べものと食べ方に最高の医療の道があるのに気付かず素通りして、好奇心の赴く世界に新薬や新治療法があると思ってしまっているのだ。道をはずれた医学と医療が、こうして現代の主流となってしまっている。生命に秩序をもたらさない医療は労多くして効は少ない。苦痛が多くて快適さがない。人体の生命秩序を宇宙の秩序に調和させるのが医療のつとめであるのに、現代医学は宇宙の秩序と人体の生命秩序の関連を認識しようとしない。

〝宇宙の秩序〟と〝無双原理〟

ここで簡単に『宇宙の秩序』と『無双原理・易』について触れておこう。

大森は、桜沢のこの書によって万物万象をスパイラル（渦巻き）現象として透視するヒントを得たという。彼は「宇宙の秩序」に触れる以前に、すでに〝易〟を学んでいた。

私はこの書によって、初めて、陰と陽を知った。この世が陰陽によって生まれ、でき上っていることを知ったのである。

「宇宙の秩序」を桜沢はつぎのように書いている。

まず私どもの肉体の生命はドコから来るかということを考えましょう……

もちろん親たち、先祖からうけついでいるのですが、その親たち、先祖たちも、私どもも、この肉体、この現身《うつしみ》をドーシテたもち、ドーシテうけとったのでしょう？ それはすぐ分ります。いろいろなものがありますが、その中でいちばん重くて大きなものは――食物です。私どもは食物によって生きているのですし、食物をいただくので、生まれ、また生むのであり、動くのであり、考えるのであります。ものを食べて生きていない人は「考える」ことができません。この「食べる」ということ、「食物の偉大にして神秘な力」を知るには、ゼヒとも断食をしてみなくてはけっして分りません。まだそれを御存じない方はゼヒ一度、一週間か二週間こころみてごらんになることをおすすめします。

とにかく、数千年来、私どもが生まれ、生み、生きて、いろいろな行動をなし、思考し、概念をつくり、思想をもち、神を知ることができるのは、まず第一にこの食物のおかげであります。これで生命は食物から、ということが分かります。つまり、生体、私どもの肉体、生き身、この生きている肉体の生命の前身は食物であることが分ります。その食物には草木（植物性）と、魚や鳥（動物性）と、水や空気、日光のようなものがあります。

これらのうち、最も重くて大きな部分をしめる植物性と動物性をまず第一の足場として調べてみますと、これは同じものだということが分ります。すなわち、あらゆる動物――魚や鳥や獣はみな草や木（植物性）をとって生きていることが分ります。人間も動物の仲間であります。だから、人間や動物の如く自ら動き廻るものの生命のモトは、自分で動き廻らない植物であるということが分ります。

動くものは動かないものから来るのです。動くものが動かないものから生れてくる、というのはおもしろいことです。

それでは、その草や木(植物)の生命のもとは何か、探ってみましょう。それはまず第一に大地です。地球です。……地球は土と水とから成り立っています。土のなかにはあらゆる鉱物がふくまれています。静かな動き廻らない草木にくらべて、地球は一秒もジッとしておらず動き廻っています。動かないものが動くものから生まれるというのはおもしろいことです。しかし、よし草木や、土や水があってもソレダケで人間は生きてゆけません。また草木も大地だけでは生きてゆけません。空間、空気(風)、日光(熱、火)、大気圧、電圧、磁力、引力等が必要です。第一、大地も自分だけで存在しているのではありません。人間、草木、大地にとって必要なもの、最も重大なものは大空です。

この大空は何枚かの厚いマントのように大地を包んでいます。そのうち、大地をジカに包んでいるマントは空気です。この大空から大地は生れて来たのです。大空がなかったら大地は生れることができません。この大空は、大地のようにはげしい動きをもちません。ここでも私は動くものは、動かないものから生れる、ということを発見しました。

さて、この人間や動物は、草木、大地、大空があっても、まだ生きて行くのには足りないものがあります。それは光・太陽です。熱です。火のもとです。そしてこの光がなかったら、大空も大地も草木も人も、生れることも生きることもできません。そして、この大空は、また光から生れた世界です。光は、しかし恐ろしい速さをもっています。この速いものから静かな大空が生れたのもおもしろいではありませんか……。

ここまで重さ、大きさの順をたよりに生命の源をたずねて来て、さて、ふりかえって見ますと、私どもは地・水・風・火といったようなものが人間や動物や草木のような生物の世界をとりまき、造り出しているところを見つけたワケであります。ギリシャやインドの聖《ひじり》たちもここまでは探検して来たらしい形跡があります（四大素）。

地、水、火、風の四大素で肉体は生きているにしても、精神はドーシタのでしょう。ドコからうけつぎ、何でたもち、のばし、養いしているのでしょう。精神がなければ死体です。死んだ肉体です。それに肉体の重さ（G）、長さ（C）、寿命（S）や、「見える」ということや、温かさや、運動、行動などという特徴は、そんな特徴を全くもっていない、全く反対の特徴ばかりの精神がなくては生れてきません。出てきません。（中略）

この動き廻るという生物、動物、人間の特徴を生みつける精神というものが、もしかしたら、ヒョットするとこの四大素の親ではないのでしょうか。

光のモトがあって初めて、星雲も、あらゆる天体も、大空も、大地もできるのでしょう。大地が生れて初めて草木ができ、草木が生れてこそ人間や動物もできるのでしょう。人間や動物が生れてから植物を作り出したワケではありません。しかし、光を作ったものはナニか？光の親は？火、熱のモトは？……それが精神というものでしょうか？（中略）

精神ということをハッキリさせましょう。まず、それには重さも大きさも時間のかぎりも、寿命もありません。私どもの感覚では、五官ではとらえることができません。それは、ちっとも年をとりません。時間がないのです。肉体は年がありますけれども、精神は年がありません。（中略）

精神とは物質に対して言われるのですが、物質がワリに分ったように思われていながら、これもホントーのところを言えばチットも分っていません。物質は九十余の元素からできていると言われますが、その元素もさらに電子から成り立っていて、その電子はソモ何物であるか分りません。それくらいですから、精神が分らないのも、まあムリはありません。何か手がかりはないでしょうか。生命の根源をたずねて、食物—大地—大空—光熱まで足場をすすめてきたように、精神界へふみ入る足場は、何かないものでしょうか？

それは、ただ一つだけあります。「考える」ということです。これは精神の「在《あ》り様」です。そして、これが人間の一つの特徴であるようです。肉体が物質から作られ、物質が電子からでき、電子が何から生れるのか分らなくても、私どもが「考える」ということだけはたしかに事実です。（中略）

大空といったのは前元素のコトで、今のコトバでいえば素粒子です。素粒子が波動、震動、エネルギーの波であるコトはモー原子物理学でも説明も証明もしていますから、今日ではダレでも分るでしょう。その波動、震動（エネルギー）が、対立する二極（遠心力と求心力）によって生れるコトも、少し考えるコトのすきな人ならスグ分るでしょう。

そしてこの二種の世界がエネルギー、素粒子、元素、草木、動物、人間を作り出しているのですから、この人生や自然が弁証法的構造をもっているのは当然であります。

二極の世界（相対、有限の世界）が絶対、無限、永遠の大宇宙の一部分でしかないコトは当然のコトですから、概念ではダレでもスグ分るでしょう。

以上につづけて、桜沢は、〝永遠なる世界〟として精神の世界、神の世界、大宇宙、大自然、無限の世界を述べているのだが、ここでは省略する。

桜沢は、生命の世界をつぎの段階に秩序づけ、それを「宇宙の秩序」としている。

一般的な平易な表現では「(1)動物——(2)草——(3)大地——(4)大空——(5)光——(6)暗黒」であるが、クワシク奥義を説くと称して、つぎのように書き改めている。

(1)動物（人間＝ヘモグロビン）

(2)植物（草・葉緑素）

(3)大地（元素）

(4)大空（素粒子）

(5)光（震動・エネルギー）

(6)光のモトとしての暗黒・二極（陰と陽の二極）

(7)無（限）極（空《くう》）

そして、この秩序を、彼は〝無双原理・易〟の陰陽で、つぎのように説明する。

動くもの、動きのあるものを〝陽〟と定めるとすると、動かないもの、動きのないものは〝陰〟ということになる。すなわち「動」に対して「静」は、「陽」と「陰」の関係ということができる。陽を△記号、陰を▽記号、陰陽の中庸を✡記号であらわすことにすると、

動＝陽＝△

静＝陰＝▽

これで宇宙の秩序を見直してみる。

(7)無極（無限界・空）……

(6)二極（陰陽）……} ✡（太極）＝▼大陰

(5)光（震動・エネルギー）……△（陽）

(4)大空（素粒子）……▽（陰）

(3)大地（元素）……△（陽）

(2)植物（草・葉緑素）……▽（陰）

(1)動物（人間・ヘモグロビン）……△（陽）

このように私達の生命は、陰・陽・陰・陽・陰・陽の秩序によって成り立つ。万象万物は陰陽によって成り立っている。宇宙の秩序はこれ以外にない、と桜沢は述べる。それも、たんなる平面的なとらえかたでなく、陰陽のスパイラルでとらえている。彼は以上を、「無限宇宙の対数的スパイラル進化の七つの段階」として『宇宙の秩序』に解説した。

新食養療法

「無限宇宙の対数的スパイラル進化の七つの段階」は大森をとらえた。大森を一気に宇宙の渦巻きの中にとりこんだ。彼はとりこまれたままにはならない。反対に、陰陽の対数的スパイラル観を自分のものとすべくとりこんだ。彼は、二千人の病気と病人で武者修業にかかる。この時のテキストが『新食養療法』である。ここで『新食養療法』に簡単に触れておこう。

桜沢はこの書を、食養論の祖、石塚左玄の食物養生法や、民間の食物療法書や食養誌をもとに、彼なりに編集して書き上げた。それゆえこの書には、わが国の伝統的な食べものによる治療法のエキスが網羅されている。

大森は、この書に示されている治療法の一つひとつのルーツをたどり、その由来を確認している。食べもの（食物）は環境である。時代が変われば環境は変わる。環境が変われば、生態系も変わる。食べものの実質も変わる。食べものを最高の薬とする食養療法も、食べものの変化とともに連動せねばならない。テキストに書かれた療法が唯一絶対などということはあり得ない。不変などあり得ない。

大森は、現代という時代と、この時代の食べものと、食養療法が形成された時代と環境との照合をも行っている。彼は『新食養療法』を批判することを、病人治療と同時に行っている。

桜沢は、「何のために玄米を食べるのか」の問いに対して、最高判断力を体得する必要条件と説明している。玄米以外の食べものによっては最高判断力の段階にはのぼりつけない。玄米正食と無双原理によって、初めて最高判断力を発揮できる条件を得る、と述べている。

大森は、最高判断力は批判する力によって立証される、と解している。それゆえ彼は、最高判断力を強調する桜沢を、まず批判する。批判して桜沢を超えてこそ、桜沢から受けた恩に対する感謝の返礼ができると考える。

一九五四年、桜沢はインドに在った。大森は桜沢に批判の手紙を送った。

「『新食養療法』の中で使用されている小魚（ジャコ）は、宇宙の秩序違反である！」と大森は指摘して、桜沢の考えをたしかめる。桜沢は大森の指摘を正しいとして、ジャコ使用禁止を即時に全会員に通達している。この批判は、一見小さく地味ながら、じつは大森が師をのり越え、「食養」が「正食」へ、「正食」が「正食医学」へジャンプする大事件なのである。

桜沢は、自分の真の理解者を得た、と書いている。小魚さえも用いない玄米正食法を大森が獲得したことを、彼は理解できたからである。大森は、難病治療を重ねるうちに、微少微細な動物性食物成分の影響を見逃せなくなっていた。動物性食物は治療や回復をおくらせる。おくらせるだけではない。外見は治ったように見せても完治に至らない。根治に至らせない。再発の根をのこす。大森は潔癖な性分である。はやくて、しかも完璧な根治を目標としている。彼の治療は根治を問題としている。肉体の病気以外に、精神の病気治療に肉食成分は大きな障害となる。まして最高判断力の体得体現を目標とするのなら、動物性食物は障害となる。最高判断力に達するための真の健康体に小魚一尾が支障をもたらさないのであれば、彼はこの問題に執念ぶかくならなかった。それが、まったく低レベル段階の治療においてさえ障害となる確証を彼は診る。特に慢性病と老化現象の治療に診ることができる。

彼は小魚一尾をさえ黙認できなくなった。

「正食医学」とは、純穀菜食による医学であり、生活法である。「正食医学」を私は大森の医学と称している。小魚一尾をも容認しない食法と治療法は彼によって成就されたからである。既存の食養界や食養家達、さらに世間一般は「ジャコ一尾ぐらいに目くじらたてることはない」と大森を批判する。しかし大森は妥協しない。「動物は植物によって生まれ、育ち、養われる」、これは宇宙の秩序である。動物が動物を食すのは明らかに秩序違反なのだ。

これに関して、自然の野生動物の世界には肉食動物が多いことから、自然界には動物が動物を喰っているではないか、という反論がある。たしかに肉食動物も多い、野獣の王と称されるライオンやトラや、身近にはネコやヘビやカラスなどがいる。しかし、彼らとて肉食動物を襲っては食べない。草食動物を襲い、しかも植物成分のもっとも新鮮な内臓を初めに食べる。本能的に肉食の害悪を最小限にしようとはしているのである。とはいえ彼らは、先祖代々の食性から、草から栄養を直接に摂取する生理機能を退化させてしまった。それゆえ弱肉強食動物となって、一見強そうな外見ではあるが、実は、種属としては退化から滅亡へと進んでいる。人類は弱肉強食の最たる動物になってしまっている。

人間とて動物の一種にすぎない。人間は動物を食べてよい、などという特別待遇を天も大自然も神も、宇宙の秩序も許しているわけではない。

「肉食は人類を滅ぼす」ことを警告する学者も多い。太田竜は著書の中で、「肉食は地球を滅ぼす」（『家畜制度全廃論』新泉社刊）と警告している。人類だけではなく、地球を滅ぼすというわけだ。人間が動物を食すのは、それほどに罪ふかい。

しかし、人類は簡単には肉食をやめられない。自身を滅ぼし、地球を滅ぼしてでも、肉食をやめられないかもしれない。なぜか。肉食の害悪は十分にわかっていてもやめられない、それはなぜか。

この理由を解くのは、この書の目的ではないので深くは関係しないが、肉食に代わる正しい食事法・生活法が解明されていなかったのは事実である。植物によって動物の生命が保証されるという正しい認識が未完のまま放任されてきてしまっていた。ガンが出現し、エイズが出現して初めて、人類は肉食の害悪を理解せざるを得ない立場に追いつめられている。

大森は動物性食物、すなわち肉食を、毒物であるがごとく表現する。小魚一尾をも食すものを罪人であるがごとく批判する。彼は強烈に、強烈に、強烈すぎるほど強烈に批判しないかぎり人間は食い改めできないと知っているからだ。

桜沢の著書を注意ぶかく読むと、彼も動物性食物はいっさい摂らないほうがよいことを述べている。「病気を治すためにはケッシテとるな、むしろ日本内地では害がある」と『新食養療法』に明記している。

大森の強烈なところは、病気を治すためでなくてもケッシテとるべきではない、とするところにある。動物は植物によって生かされるべく生まれた。その厳然たる秩序を厳守するのがヒトのつとめなのだ。そうしないところから、オソレ、ナヤミ、アラソイ、不安、心配、ウタガイ、さらには人口の異常増加、資源の争奪、戦争、生態系破壊などの、人間と地球の病気の発生となってきている。彼は精神病者の治療で動物性食物の害毒を顕著に診る。

ある時期、彼は精神病患者のみを自宅に預り、正食による治療を試みている。十代、二十代、三十代、四十代と、もちろん五十代、六十代と各年代の代表的な患者を選んだ。玄米正食といっても、玄米食を正しく行わせるというだけではない。断食を必要とする患者には断食を、少食断食の者もあれば、玄米クリームやおかゆという者もある。症状と状態に応じて処方は変わる。宿便を排出するのが治療のキメテだから、彼は患者の体質や性質に応じた宿便のぬき方を指導する。指導するといっても患者は精神病だから、まともな対応では処置は通じない。彼も家族も平常とはちがう精神状態になって、どちらが精神病かわからないほどになることもある。しかし、はやい者は四、五日目から宿便がぬけはじめる。宿便がぬけると一気に好転する。宿便は動物性食品がタール状や石化して腸壁、胃壁にこびりついている。この動物性成分が毒素となって脳細胞を狂わす。精神病を治して、大森はつぎのように語っている。

「宿便がぬけるに比例して、患者はみなほがらかになる。昔おぼえた歌を小鳥のように唄い出したりする。宿便がぬけ、血液が清浄になると、どのヒトもみな天使のような清らかな精神状態となる。こうした変化を見ると、ヒトはひとりとして悪人なんていないことが実感される。ヒトは本来、みな善人なんだ。いや、善人も悪人も、善も悪も、本来はないんだ。それが、宇宙の秩序を破って、邪食をして、動物性が血に混って汚れはじめると、善悪が生じ出す。悪い血が頭にのぼって脳細胞を劣悪化し、悪い思考を生み、狂わせる。血液が清浄なら、病気も悪人も生まれはしない。血液を汚濁する最大の原因が肉食と化学物質の宿便である」

大森は、たった一人ででも、桜沢が示した「宇宙秩序」の生体実験を行って、師の言葉の真理を証明しようとしているのだ。

しかし人々は、大森の動物性食品害悪説を、狂気の沙汰である、と冷笑する。現実にそぐわない妄念であり狂言とかげ口する。

病気や不幸はなぜあるか

大森は、桜沢に面会してまだ間もない頃、「悩みごとはないか」と問われた。とっさのことに、彼は「なぜ不幸はあるのですか」と問うた。

ヒトはみな同じような過程を経て、同じような形態をして誕生してくる。生まれ方は平等にみえる。平等にみえるけれど、実際は不平等が多い。生まれながらに強健なヒト、虚弱なヒト、運のよいヒト、運の悪いヒト、などがある。みな平等に公平に生まれ出て、同じ人生のスタートラインからヨーイドンで人生劇場に出演するのなら、個々の人生での努力甲斐がよくわかって己れの人生に納得がいく。ところが誕生時点で、すでに不平等な差別があるのはどうしてか。なぜか。たとえば、生まれながらに目が見えない、耳が聞こえない、手足や身体に障害がある。脳障害を与えられた者までいる。

当時の大森は、自分のあまりの病身に、半ばヤケッパチになっていた。わが身をヒガミ、世にスネた生き方をしていた。かと思うと闘争的なところもあって、社会を敵視して挑みかかる言行をした。家族や近隣に対して闘争的になったかと思うと、年ごろの女性の前には顔を出せず、家に引き籠ったままという時代もある。「オレは病気で苦しみたくて生まれたわけではない、生んでもらいたくて生まれたわけではない」と暴言を吐いたりした。世間には生まれながらに健康で、幸福と幸運にめぐまれているヒトは多い。なぜ、みながみな、そうではないのか。

そのような状態の頃の桜沢の突然の質問だった。

いまでは、改めて言うまでもないことではあるが、彼はこれらの疑問や質問など、ことごとく解明している。桜沢は安直には教えなかった。「サアー、どうしてだろうねえ」という調子で、逆に、「二千人の病人を治してごらん」という課題を与えた。不幸のあるワケを自分で解け、というわけだ。

大森は桜沢の命題にしたがった。とにかく二千人の病人を治してみようと。そしてさまざまな疑問を自身で解答を得るようにした。桜沢の理論の実践で、彼は桜沢を猛追した。理屈だけではなく体得し体現すること、大森は体現による実証を重んじている。観念としてなら、桜沢は『無双原理・易』の中でつぎのように述べている。

「ヒトはダレでも幸福である。そして、その精神的健全（徳）と肉体的健全（健康）は、根本世界原理――生命、人生、大自然の根本原理に関する発明自得、理解の深さと体験の方向に正比例する。だから幸せでなかったら、その人の罪、無知、無理解である。――」

エピクテトスの言葉も引用している。「すべての人は幸福である。もし不幸だったら、自然の大法、宇宙の秩序を知らないか、忘れたか、低い判断力でふみにじっているかである。つまり不幸な人は大悪人、大罪人である」と。

生まれながらの差別は、両親と生活環境がつくる。サリドマイド児はそうなるのを望んで生まれたのではない。両親もそのような子を欲したわけではない。

それでは、この不幸の原因は何か。

親の「無知」が原因である。化学薬品はすべて毒物ということを正しく知っていたら、宣伝で売られる毒物に心ひかれることはなかったはずである。この知識だけでも危険の大半は避けられる。化学薬品が毒物なら、これを製造・販売許可した政府が悪い、と言いたがる。厚生省（現厚生労働省）という役所が認めようが認めまいが、化学薬品にたよりたがる無知が問題なのである。

薬にたよらないとするなら、何をたよるか。現代人の常識は、順序として、医者や病院をたよる。医者をたよって処方された薬の結果がサリドマイド児だったら、どうするのか。それでも親の無知の責任は免れない。なぜなら、両親が、赤ちゃんをつくる神の作業を正しく認識できていて、それを常識にした正しい生活をしていたなら、医者をも薬をもたよる必要は生じない。無知とは、神を知らないことの別称と言ってよい。神と自分との関係、宇宙の秩序と自分との関係、自然の法則と自分との関係、これらを正しく認識して常識として神とともにあれば、日々の正食こそ医者や薬にまさることも常識となっているはずだ。食べものと食べる方法が正しければ、母体に医者や医薬を要求する体調は生じない。正しい食べものと、正しい料理法と、正しい食べ方を正しく知って体得していたら、身体に不幸をもたらす原因も要求も生じない。

大森は「正しい食べものを、正しく料理し、正しく食べる」を、正食医学の根幹にすえた。正しい食べものとは何か、正しい料理法とは何か、正しい食べ方とは何か、これを正しく知るか知らないか、知って実践するかどうかが、「真知」と「無知」の分れ目となる。

これ以外のことは、いかにたくさん知っていても、正しい知「真知」(=新しい血、新血)を得ているとはいえない。真理を学習したとはいえない。知識はたくさんあっても、無知(無血、汚れた血)なるヒトは多い。無知に見えて真知をもっているヒトもある。宇宙の秩序(=神)を知るか知らないかによる。現代社会は、無知な人間が生産を仕組んだ体制である。これではいけない。正食が常識の社会体制の世界でなくては不幸は絶えないし、断てない。

「無知」が不幸の主因。正食についての「知」の有無がもっとも問題なのだ。現代の日本人はおしなべてリコウといわれる。自分で自分を非常にリコウな民族とみているようだ。小リコウで無知な国民なのではなかろうか。これにくらべ、オロカと称されながらも真にリコウな人や民族がある。オロカ者であってよいから真知の人でありたい。

私自身のこの点に関する体験と見解を述べてみたい。

健康の七大条件

私は玄米食になって、健康状態はめきめきとよくなった。生きる歓びを感じられるようになった。少年期・思春期・青年期をずっと病気がちで過ごし、絶えず医者と薬の世話になりつづけて、自分はどうしてこのように病気に苦しまなくてはいけないのかと悩みつづけた。それが玄米食になって、一つひとつ消えた。しかし私は、臆病の優柔不断から、大森のいう徹底的なとり組み方ではなかった。

それゆえ、二十日間で治せるものを二十年もかけることになるわけだが、私は現実と妥協しつつ、いうなれば徐々なる改善主義の玄米食で歩んできたわけだ。こんなわけで、私の身体は意識的な徹底した大掃除はできていない。徹底的な大掃除を行わないままに、私は不都合ない程度の健康になった。玄米食は基本を忠実に生活化しているだけで、社会生活をおくるには不都合ない健康を保証してくれる。私の方法は、正に、このような玄米食だった。

しかし、身体は正直である。全身の浄化が進むに比例して、体内の小さな異常をも敏感に気にしだす。私は、自分の身体に、いま一歩モノ足りなさを感じるようになった。この感じは、どこから何によって生じるのか、私は気になりだした。

大森は、肉食をせねばならないような交際や会合を、いっさい拒否している。肉食をせねばならない親戚づきあいなら、縁を断ち、絶交を辞さない。祝儀、不祝儀などの行事にさえ応じない。

私には、その真似はできない。それどころか、私は仕事上、昼食を外食にしていた。化学調味料や化学食品添加物や砂糖や農薬や化学肥料を用いない吟味された食材の気心の知れた老舗の手打そばか手打うどんを、私は昼食とした。これらの店は、ほとんどが伝統的に、だし汁に良質のカツオ節を用いている。私は、だし汁に含有されるカツオ節のエキス分ぐらいの動物性は、害になるはずはないと思っていた。大森は、それをも害になる、と指摘していた。私はそれを、あまりにも神経質すぎると、腹の中では批判しつづけた。

大森も手打そばは大好物である。純国産そばのひきたての手打ちを食べられると聞けば、遠路をいとわない。ただし、彼はカツオ節を用いただし汁では食べない。自分で用意した汁を持参して、そばだけを賞味する。

彼は、だし汁に含まれる動物性成分が、血液の清浄度にもよるが、細胞や組織の新陳代謝に非常に大きな障害をもたらすのを治療体験で確認している。動物性成分は血球の質を低下し、代謝活動を不完全にする。したがって治療効果は弱まり、おくれ、しかも根治に至れない。

私は、永いこと、昼食だけのだし汁に含まれる動物性成分くらいは、たいしたことあるまいとたかをくくっていた。これ以外は純正穀菜食を厳守しているのだからと。とはいえ、いまイチ、健康感にピリッとしないところのあるのを感じていた。身心がいつも爽快で、絶対に疲れないで、毎日が愉快でたまらない健康状態とはいえなかった。

桜沢は健康の条件を、つぎの七つに示している。

「健康の七大条件」

一、絶対に疲れない！（二、三日徹夜仕事をしても平気）

二、ごはんがおいしい！（なにを食べてもおいしくてありがたい）

三、よく眠る！（横になったら三分以内で熟睡してしまう）

四、物忘れをしない！（人の名前も、約束も忘れない）

五、愉快でたまらない！（いやなことがひとつもない）

六、判断も行動も万事スマート！

七、決してウソをつかない！

大森はこの健康の実現を求めている。彼自身二十五歳の寿命といわれたほど病弱の身だった。健康のありがたさを人一倍痛感している。たんなる健康ではなく、理想的なハイレベルの健康を実現するのでなくては気がすまない。彼は桜沢の提示した健康の条件をマスターすべく挑戦しているのだ。

この健康の七つの条件を達成するのには、肉食をしていては不可能である。動物性成分が入っては不可能だ。大森が小魚一尾をも禁ずるのは、病気治療上支障になるからだけではなく、この健康の条件を体現する上で、大きな支障になるとわかるからだ。純穀菜食による以外、純粋に健康な赤血球はつくられない。健全な赤血球だけが健康の七大条件を実現する。肉食は宇宙の秩序に反している。宇宙の秩序に反することは、ウソをついていることだ。決してウソをつかない！　というもっとも大切な七番目の条件に反してしまう。

私は昼食の外食をやめた。朝食をほんのわずか食べることにして、昼食を玄米弁当の持参にした。弁当という、定まった分量の玄米ごはんと少量のおかずを、嚙むことに専念の昼食になった。するとどうだろう。腹部が一段と柔軟になりはじめた。首筋の硬結が消え、以前に増して柔軟になりだした。そのうえに、脳細胞が新鮮に柔軟になりつつある気さえしてきた。健康の七大条件の各項の感じ方に、以前とちがう新鮮さを感じる。感性が変わってきている。

私は、小魚一尾が害になる意味を理解できるようになった。私も肉食の害悪を説く。人々は「小魚の一匹ぐらい」と反駁するけれども——。

桜沢も大森も肉食厳禁を強制しているわけではない。食べたければ、一尾といわず、なんでも好きなだけ食べなさいと言っている。個々人の飲み食いの自由を奪い上げるつもりなどない。桜沢も大森も、人々を真理にめざめさせたいだけなのだ。真理にめざめて、健康の七大条件を体得体現して、人生をアソビの世界として個人個人がユメのアソビに専念するのを願っているのだ。大森の病気治しもこれの説明にほかならない。

肉食と穀菜食のちがい

大森が小魚一尾をも摂るべきでないと、「ジャコ一尾」にこだわるのは、それ以外の動物性食物はすでに摂っていないことを前提にしている。食養界では、小魚に象徴される多少の動物性を、黙認というか、容認してきている。この点を彼は指摘して批判している。

そこで、ここでは、小魚一尾の問題以前の、肉食と穀菜食のちがいに触れておこう。

大森が、肉食はいうまでもないのだが、小魚一尾をも摂るべきでないと確固たる主張に到達するのには、それなりの幾多の遍歴を経ている。病人治療の実体験は最大の根拠であるが、そのもととなっているのは彼自身が、肉や卵や魚や白砂糖や菓子などの邪食をあきるほど食べ過ごしてきているからだ。それらは、すでに書いたとおり、彼にさまざまな病気をもたらした。あきるほどの邪食を病気によって無理やり卒業させられ、その体験にもとづいた卒論で、絶対不要論・害悪論を書くに至ったと言うこともできる。私達は、空腹になれば、本能的に食べたくなり、年ごろになれば、これも本能的に異性を欲しくなり、欲望にほんろうされやすい。やってみなくてはわからないモノゴトは多い。欲望を満足させ、感覚と感情を満たして、しかるのちに知性や理性の目がひらく。ヒトそれぞれスピードはちがうが、判断力の階段は一歩一歩、一段一段のぼっていく。体験が判断力を高め深める。その体験の基盤が〝食べる〟ということだろう。食べるものと、食べ方で、本能のあらわれかたやハタラキがちがう。正食と邪食とでは、本能の晴れと曇りのあらわれかたがちがう。現代は邪食の世界である。邪食の時代である。本能が正しくはたらかない環境になっている。

大森は、肉食は血液を汚す、と表現する。汚れた血液では本能の曇りはぬぐえない。本能の曇りをぬぐえなければ、判断力は高まらない。判断力が高まらなければ健康も平和も達成できない。

一九八三年、彼は年賀状に「浄食・浄霊——正しい食によって正しいヒトがつくられる。ヒト正しければ、つねにハッピーだ——」と記している。さらに一九八六年の年賀状では「〃浄食ハ浄血ヲ作リ、浄血ハ浄心ヲ生ム〃——マコトに心身健康なヒトは自由人であり、幸福なヒトといえるでしょう——」と述べている。

肉食と穀菜食のちがいを検討する上で、基本的な設問に応答する形式で進めてみよう。

【問1】「ヒトは、本来、菜食動物なのか肉食動物なのか、どちらなのだろうか」

通常的な答えは、歯の種類と本数が示す比率が、人間が菜食と肉食をしてきた歴史であり、その比率で食べるのを自然とする見解が一般的です。しかし、これは人間の動物性を主眼とした見解で、これでは、ヒトとしての神性開発は期待できません。ヒトは神の子だといわれます。神の子であるには、神たる宇宙の秩序に忠実でなくてはなりません。動物が動物を食すのは、宇宙の秩序違反にあたります。宇宙の秩序を犯しながら神の子たる資格を望むのはムシがよすぎるというものです。ヒトは本来、菜食動物なのです。

【問2】「母親の胎内では、胎児は母親の血肉によって養われている。生まれて離乳期までは母乳やミルクで養われる。乳は動物性食物である。離乳期までの赤ちゃんは肉食動物ではないか」

母親の血液が乳となり赤ちゃんを養うのは事実です。この段階の人間は肉食動物だといえなくもありません。どうしても、そう称したいならです。しかし、母乳がなぜ白いかを考察してください。乳は血液が変化したものです。ヒトも他の動物も、それが本来、あくまで肉食の動物であるなら、母乳は白くならずに赤い血液のままでもよいはずなのです。わざわざ白い血液にして乳児に与えるのは、赤い動物性（△）をできるだけ植物化（▽）して菜食にちかづけて、菜食にするための天然の生理作用です。この天然の原理を母体の生理は示しているのです。新生児を菜食動物へ無理なく慣らすために、母乳は白くつくり直されているのです。

【問3】「宇宙の秩序とか自然の法則だとか、ヤッカイなリクツはべっとして、現実問題として肉食・菜食にそうこだわる必要はないのではないか。肉食していても健康な人はたくさんいるし、菜食で病弱な人もいる」

宇宙の秩序に違反すれば、必ず悪い結果になります。短期（数年間）のサイクルでみるか、長期（十年～二十年、さらには百年、千年単位）のサイクルでみるかで、結果の見方にちがいがあります。いずれにしても動物が肉を食べるのは宇宙の根本法則に反しています。

その害悪のメカニズムの一例を述べると、つぎのようになります。

肉体生理面では、肉食の常食・過食→血液を汚濁し酸性化する→新陳代謝力が低下する→内臓機構組織の機能の低下と退化→感染汚染されやすい（免疫力の低下・退化）→ガン化体質やエイズに感染しやすい体質となる。

精神衛生面では、肉食の常食・過食→血液の汚濁と酸性化→脳細胞の酸素供給力（供給量）の低下→イライラや恐怖心や不安や怒りなど、感情や情緒の不安定と闘争性の増大→自律神経の失調→思考力の減退・退化→判断力の低下→付和雷同と奴隷性の定着。

また肉食を経済面でみると、一キログラムの牛肉（豚肉・鶏肉も似たようなものと考えてよい）を生産するのに、六〜七キログラムの穀物を必要とします。すなわち肉食は、穀菜食に比較して六倍から十倍もの資源エネルギーを消耗します。ということは、牛肉一キログラムで養う人口の十数倍もの人口を穀菜食でなら養える余力が生じることを意味します。肉食は地球資源浪費の最たるものの一つです。肉食で血液を悪くし、身体を悪くし、判断力を低下させ頭を悪くし、病気になり、医療やクスリに依存しつづける生活、これは生命浪費、地球資源浪費の何ものでもありません。

【問4】「哲学者や文化人類学者や生態学者、さらには生物学者や経済学者や政治家や実業家が言うようなことはべっとして、大森が主張する純穀菜食の核心は何か」

赤血球です。血液です。赤血球と血液の質の問題です。いかなる赤血球が生成されるか、赤血球の健全度を、彼は問題にしているのです。

【問5】「肉食と純穀菜食とでは、赤血球がどうちがうのか」

くわしくは後述しますが、すでにでき上った肉（赤血球の変化したもの）から赤血球を得るのと、新規に最初から自分用に自分の赤血球を生成するのとでは、まったくちがいます。まず、血球の素材がちがいます。生成の過程がちがいます。生成するための肉体機構の機能がちがうし、でき上った赤血球の組成分もちがいます。

【問6】「赤血球がどうちがうのか」

ヒトの身体は、植物性食物から赤血球を生成する仕組みを与えられています。この仕組みは、ヒトという人体宇宙を最大限に運営できる仕組みで、自分の身体に最適の仕組みとして賦与されています。この仕組みによって生成される物質は、この身体に最適なものとして生成されるのです。植物性食物のうち穀類はもっとも進化した植物の果実です。その穀菜食物を消化吸収して順次に赤血球になったものは、明らかに自分の血液です。いうなれば、青春の処女の新生血液です。処女赤血球です。これにくらべ、動物の肉を食べてつくりかえられた赤血球は、本質的には借りものです。動物が動物自身のために生成した血肉を、人間が奪取したものです。ヒトの身体が自分用につくる血液と、借りものの肉を再血液化するのとでは、消化酵素、内分泌液、腸内細菌類等の種類もハタラキも作用もみなちがいます。肉食から再生成される血液は、極端な表現をするなら、人獣混成血です。再成血液といえましょう。ヒトがヒトたるには、植物から動物は生成された、の原理に忠実な赤血球でなくてはなりません。

【問7】「新生の赤血球と、肉食からの再成の赤血球のちがいをはっきり知る方法はないのか」

病人は赤血球のリトマス紙のようなものです。健全な赤血球は病気をぐんぐん治します。不健全な赤血球は、そんなぐあいにはいきません。大森が動物性食を極度に拒否するのは、肉食が血液を汚し、病状を悪化させる実態をいやというほど確認しているからです。私としては、非学術的な私の説明よりも、血液生理学者や医学者の偽らざる研究を期待しています。純穀菜食者の血液（特に赤血球）と、肉食者の血液を、純粋に学問的に研究すれば、両者に相当のちがいのあることが明瞭になるはずです。

例えば、一例として、西ドイツの「重イオン協会」（GSI）が開発した、「線型加速器で加速した重イオン（重粒子線）を薄いプラスチックの膜に当てて目に見えないほどの小さな穴をあけ、赤血球の通り抜ける状態を観測し、血液循環系の病気を調べる画期的な検査法を開発」(読売新聞、一九八七・七・一三、サイエンス欄)などによっても、赤血球の質の良否を調べたり判定できるはずです。これ以外にも専門的方法はたくさんあるはずであり、食べものによって赤血球はどうちがうのか、このちがいが学問的に明らかにされたなら、人類は一段と賢くなれるはずです。

正食ショック

私が玄米食を始めて四〜五年経った頃のことである。

一般的に、この頃になると、体調が大きく変化する。非常に好調かと思うと、また悪くなったり、病気になったのではないかと心配になることがおこりがちになる。程度は個人差があるけれど、玄米食による体質変化が本格化する。自分の玄米食が正しいのか、正しくないのか、わからなくなる。

その頃、私は大森を訪ねた。私は、彼が自分の健康を確立する上で玄米食以外にも何か健康法を励行しているのではないか、これを知りたかった。食べものだけで健康が確立されるとは考えられなかったからだ。たとえば運動や体操がある。運動にもいろいろある。散歩、ジョギング、マラソン、テニス、水泳、ダンス、サイクリング、山歩き、登山、その他球技などがある。

「先生は、健康のために、なにか日常の運動か体操をこころがけているのですか」と私は質問した。彼は「とくべつ行ってない」と答えた。

「運動や体操を、どうお考えですか」

「必要ないね」

「なぜですか」

「正食すれば、必要ない」

私は、頰を殴られたように感じた。「正食すれば必要ない」とは、なんと確信に満ちた言葉だろう。それほどまでに正食に徹底する彼を知って、私はアッケにとられ、しばらく彼の顔に見とれた。

「正食さえしてれば、運動も体操もいらないんですか。」私は、おそるおそる、たずね返した。

「必要ないね」が彼の返答であった。

のちに知ったのであるが、彼がこう結論するのには、それなりの厳しい試練を経ている。彼は、自身でも時には自慢するのであるが、卓球はプロ選手なみの腕前であり、マラソンも水泳も、玄米の力を試すために、単なる運動の域を超えた修行として挑戦している。その体験を経て、私の質問に答えてくれていた。

釈尊は難行苦行を不要と悟り、のちに、そのことを述べられた。

私は、大森の言葉を釈尊の言葉と同じに考える。大森は、玄米とその正食法の実力を確認し確立するために、難行苦行を積み重ねる。難病、奇病の重病人治療はその最たるもので、試みられねばならないことはみなやってみる。「健康のために運動や体操をしてみたいなら、やってみなさい」と、彼は私にすすめられたはずである。私に、私なりの体験をさせ、自分で確認させるのはよい方法だ。それを省いて、私に処してくれた。

「正食すれば必要ない」

省きぬかれ磨きぬかれ、昇華した言葉として、この言葉は私の脳に焼きついた。かくまで言いきる「正食」とは何か、その方法は？

私は、「正食」を改めて見直すことになる。実際、私の玄米食などは、その時点では、世間一般の食事との妥協の産物のようなものだった。

私は、この時、大森が玄米正食に生命を賭けているのを知った。玄米食の指導者は、その時も現在も多いけれど、宇宙の秩序にこれほど忠実に一体化を決意してとり組んでいる者はいない。通常私達は、よき結果を得んがために、分析しつつ、付け足し付け足しをしてしまって、モノゴトの本質を見えなくしてしまっている。真理から遠ざかってしまう。太く重くした身体を運動や体操で無理にでも細く軽くしようとする。大森は、省きに省きぬく作業によって、玄米正食をつかみ出した。

現代栄養学や医療を大森の正食に対比してみると、片方は加えて加えて加えて、まだ不足の際限しらずの不確定の学問であり、片方は省きに省きに省きぬいて、もうこれしかない確定の生き方なのがわかる。大森の「正食医学」は、こうした経過で、自然発生したといえる。

正食をしないから運動も必要となる。大森の確信の裏に、この意味がくみとれる。「動物は運動としての運動を行いはしない」とも言う。

私は「正食ショック」を受けた。大森は意図的に、私に、正食ショックを与えてくれたのかもしれない。私のボンクラ頭には、ショック療法を要すと判断したのかもしれない。

私は「正食」のショックを受けたのち、普通の玄米食を「正食」に近づけるべく努めた。しかし、私の食事は、自分一人だけで済むことではない。両親あり、五人の子供あり、兄弟あり、知人友人あり、会社や社会との交際ありで、なかなか徹底しきれない。徹底しきれない範囲内での正食行がつづく。この中に、永い期間、カツオのだし入りのそばつゆを含んでいたわけだ。大森は、このジャコ成分さえも正食に認めない。そして、いま、私は大森が正しかったことを、自分の身体の好転・好調の変化の中に実際に確認する。

ここでもう少し「正食」にふれておこう。「玄米正食」の尊さ偉大さは、桜沢が大森に教えた。桜沢は、大森に「正食」の道をきわめることを求めた。

桜沢は、玄米食で健康を確立し無双原理をマスターすれば、なにを食べてもよいと述べている。この言葉があるために、曲解が氾濫する。自分勝手な解釈が横行する。例えば、あれを食べてはいけない、これを食べてはいけないと、食べものや食べることにこだわる者は、無双原理をマスターできていない証拠だ、とか、オレは玄米食も無双原理もマスターしているから、なんでも食べるのだ、と邪食を正当化したがる。

何をどう飲み食いしようと、それの結果は自分にあらわれる。結果がすべてを物語る。どんな強がりや格好よいことを言って飲み食いしようと、その飲食がその人となってあらわれるのだから、他人がとやかく指示することではない。

大森は、他人に指示して強制したり禁止しよう、などと思っていない。彼は、飲み食いの面での因果関係を明白にして、誤ちを指摘し注意しているにすぎない。基本的な欲望をも無双原理で解く。秩序に随順の欲望は大いにのばし、たんのうし、そうでない自己欲は切り捨てる。あくまで「宇宙の秩序」に忠実であろうとしている。

桜沢は、自分で発明した「宇宙の秩序」に忠実である以前に、自分という人間に忠実でありすぎた感が強い。

私は、大森の「正食をすれば運動も不要」説を考える。それほどに「正食」は絶対なものか。それほど絶対的な効力を保有しているのか。そして、この逆説の「正食をしなければ運動も必要となる」と考えると、「正食」のきびしさがほのかに見えてくる。

正食でないと体内生理にとどこおりが発生する。とどこおりを解き消すために、外的な力も必要となってくる。その一つが運動となる。正食で生理にとどこおりが生じなければ、とどこおりを解消する要求は生じない。あえて運動をという必要はない。

いかなる運動や体操や労働を行おうと、その運動や労働量に適応した生理活動が正しく機能しておれば、とどこおりは生じないはずである。それなら、運動や体操を行っても行わなくても、どちらでもよくなる。

大森の「正食」は、ヒトの生命・生理活動に絶対に必要な食の厳選厳守にある。「小魚一尾も不要、むしろ有害」論は、極端に聞こえるが生理の理論から出ている。生理は宇宙の秩序に随順している。人体の生理は、人間の秩序や欲望に随順しているのではない。人体生理は宇宙の秩序と一体が正しい。

大森の「正食」を人々はきびしすぎると批判する。彼にしてみれば、きびしいもきびしくないもない。彼は、宇宙の秩序に忠実なのが一番心地よい。

ヒトが肉食をするようになったのは、高い判断力あってのことではないだろう。理性的な要求からではなく、まったく単純な本能的な食欲からおこったことなのだろう。肉が食糧たりうることを知って、肉食の習慣が始まったにすぎまい。肉を食べたら身体が丈夫になるとか、頭がよくなるだろうと考えて始まったことではない。ヒトが肉食をした原初的なキッカケは、食べられるという一点だったにちがいない。知的農業が行われ、理知的な計画経済の下に生活するようになった人類が、たんなる食欲で始めた肉食を無批判に踏襲しつづけるのも、おかしなことだ。

人類は知性・理性をそなえた動物のはずである。理性動物だと自称している。宗教心をもった動物であると称するなら、それ相応に認識された「食」があるはずだろう。宗教とは、宇宙の秩序を示し教えることである。宗教心をもつと自称しながら宇宙の秩序を示しも教えもせず、反対にそれを破っている。肉食はその一つの証拠にすぎない。食にも動物的、知性的、理性的、宗教的な食があるはずである。

大森の「正食」行は、その実証の探究にほかならない。

二十日で治すためには

ガン研の所長が「ガンは二十日で治る」と表明したとする。世間にどういう事態がおこるだろうか。同じように、東大や有名大学の医学部の教授や博士が、「ガンは二十日で治る」とか、「エイズは二十日で治る」と表明したら、あなたは、どう思うか。日本医師会の会長が、同じように表明したら、あなたはどう考えるか。また、外国の有名な医者が同じような表明をしたら、マスコミはどう反応するか。ぐっと身近で、かかりつけの医者が言ったとしたら、どうか。

私は、いずれの場合にも「マサカ!」と言うだろうし、「ホントーかね?」と疑ってかかる。肩書きもない知名度のないひとの発言なら、「タワゴト言うな!」と吐き捨てるだろう。

ガンが二十日で治るとは、ほとんどの人は思っていない。いまでは、ガンは不治の病いと決めてかかっている人のほうが多い。治らなくてもしかたないから、ガンと共存で延命できれば上々、という考えの医師が多くなってきている。一般の人々は、死ぬのはしかたがないが、同じ死ぬなら苦しまないでラクに死にたい、という意識変化が生じてきている。現代医学に治してもらうのを期待するのは無理と、あきらめが定着してきつつある。

こんな時に「いかなる病気も二十日で治る」と声を張り上げても、タワゴトと思われるのは当然である。売名行為と思われるかもしれない。にもかかわらず、あえて「いかなる病気も二十日で治る」のタイトルで公言するのは、本当にどんな病気も二十日で治る方法と実績があるのを知ってもらいたいからだ。

瀕死の末期ガン患者なり、重度のエイズ患者が間違いなく二十日で治る、と言うのではない。現代医療で施療をつくしきった末期患者は、いかに大森の天才の技をもってしても無理な場合もある。強力な化学薬剤や幾度もの外科的手術や放射線照射などで傷めつけられきった末期患者は、いかなる方法をもっても救われがたい。それらの人工の技を施されていない段階なら、ガンでもエイズでも、治る可能性は十分にある。薬や手術や光線で患部を見舞う前に、自分のこれまでの飲食と生活を多少でも省みる心の素直さをもつ人なら、どんな病気も二十日で治る可能性は十分ある。

自分でつくった病気は、自分で治す気のある人なら、二十日と言わず、これに気づいた瞬間から治り始める。自然治癒能力を最大に受ける治療の軌道に、自分を乗せられるかどうかが問題だ。自分の生命を、すべて他人まかせ医者や病院まかせは、生きるも死ぬも医者や病院まかせを覚悟しておくべきだ。自分の生命は神に生かされており、人生を、納得できる人生として生きたいなら、私は大森英桜の生きざまを知っておかなくてはいけないと考える。

桜沢は「いかなる病気も十日で治る」と公言した。大森は師の言葉をアイマイのままで終わらせたくなかった。タワゴトと評されるままで終わらせてはならない。

そうして彼自身「いかなる病気も二十日で治る」と公言できるようになったのだ。それには彼の技が病人と疾患部に通じる命脈を有していなければならない。患者自身の自然治癒力が残っている状態でなくてはならない。現代の科学医療によって、いうなれば人為力のかぎりを施療されきって、神の力である自然治癒能力がすでにおよばない状態の末期症状は、大森とて、いかんともしがたい。そんな状態の患者に対しても、彼は自然死のための施術は行う。決して患者を見放しはしない。このへんで少々記述をもどさなくてはならない。

「いかなる病気も二十日で治る」と公言するからには、いま、難病として一番恐れられているガンとエイズを、二十日で治せなくてはなるまい。ガンとエイズが二十日で治れば、それ以外の病気も二十日で治るだろう、の得心はできる。

私は大森にただす。

「ガンやエイズを二十日で治すには、どうするのですか。治した実例を教えてください」と。

大森の説明と実証を得るまえに、ガンやエイズが二十日で治る条件を私なりに考察しておこう。二十日で治すには、理論はいうまでもないが、それなりの条件があるはずだ。すでに、患者としての条件には触れた。

大森は、いかなる場合も、血液を問題にする。血液中の細胞成分の大半は赤血球だから、赤血球を問題にする。患者が自身の赤血球をつくれる状態かどうか、どのような赤血球か、質と量が問題となる。ガンもエイズも、もとはと言えば、血液の病気にほかならない。血液の病気ということは赤血球に問題がある。

〝赤血球〟は神の手先き指先きである、と私は素人表現をしたい。赤血球は、人体にとって、生と死の運搬者といえる。赤血球が私を、病気にもし、治療をもし、健康にもする。本来、赤血球は、生命体を生成し養育するためにだけつくられている。ヒトの赤血球はヒトという生命体を生成し生かしめるためにつくられた。赤血球は食物からつくられる。

私達は生きるために食べる。食べれば生かされるようになっているのを身体は知っている。

身体は私が黙っていても、食物から赤血球をつくる。そして、赤血球は私を生かしめるすべての作業を行う。赤血球は生体を生かしめることを使命にしている。この赤血球が、私という生体を生かしめ得なくなるというのは、いったい何が原因なのだろうか。食べたものが十分に赤血球になれないか、それとも、食物そのものが十分に健全な赤血球になれない欠陥のある材質か、このどちらかなのではなかろうか。この両方が同時に原因しているかもしれない。

生きるために食べる。生きるための赤血球が生まれる。どちらの目的も生きるためのものである。それなのに、食べていながら病気になり、病勢を加速し、病状を悪化させるというのは食べものと食べ方に問題がある。生きるための赤血球が、生きるための十分なハタラキを行えない赤血球になるのは、食べものと食べ方、生活のしかた、ここに問題がある。正しくない食べものを、正しくない料理調理法で、正しくない食べ方で食べ、感心できない生活法、すなわち自然からかけはなれた不自然な生活のしかた、これらが複合する生活をつづければ、満足な赤血球も、健康な赤血球もできるはずはない。赤血球は、いつ、どこででも、赤血球の使命を果たそうと最大の努力をつづけている。それにもかかわらず、この赤血球が、外部から侵入した病原菌や毒性物質やその他の病因に抗しきれないばかりでなく、自らが病因ともなってしまう状態に陥いるのは、よほどの無軌道な生活、いうなれば秩序なき生活、自然の法則に反した生活が行われている証拠にほかならない。

いかなる食物が、いかなる赤血球になるか。いかなる食物がいかなる赤血球となって、いかなる病気をいかように治療するか。大森の食べものによるすべての病気治療の探究は、この一点にあった。ガンであれ、エイズであれ、原理は一つである。病勢を鎮圧できる赤血球ができるかどうか、病勢を鎮圧でき、病因を解消できる赤血球を生成し得るかどうか、彼はその一点に挑戦して己を律している。「いかなる病気も十日で治る」とか「二十日で治る」と期限付けるのも、玄米と無双原理の力を発揮できる己れの力だめしでもあった。

桜沢如一死す

一九六六年四月二十四日に、桜沢如一は東京で死去した。七十四歳であった。

この時、大森は米子市に在った。米子商工会議所後援による地元商工会有志による、「いかなる病気も二十日で治る」の健康指導講習会に講師として出張宿泊中であった。講習会には三十名ほどの受講者が参加していた。この病人指導中に、彼は師の訃報に接した。桜沢の死の枕辺に駆けつけられなかった。

桜沢七十四歳の死去は、彼のみならず関係者一同に、大きなショックを与えた。玄米食は健康と美容に特効がある。健康と美容に特効あるからには、長寿にも特効がなくてはならない。桜沢七十四歳の死去を、世間は見逃さない。「玄米を食べていれば長寿にならなければならないだろうに、平均寿命そこそことはなにごとか」と。「それも、玄米食の主唱者がそんなありさまでは、玄米食もたいしたことない」と玄米食を批判した。

二木謙三博士は九十余歳の長寿を全うされ、文化勲章をも受賞して、玄米食の普及に大いに貢献されている。そうしたすぐれた証明もあるにもかかわらず、玄米食への批判はやかましい。桜沢が批難の的にされがちなのは、桜沢と二木の人間性のちがいが原因しているかもしれない。桜沢は異端児だ。彼ほど神に従順でこころやさしい博愛のヒトもまれであるが、世間は彼の真相を理解できない。虐げられる貧者や弱者に、彼はより多く理解されるが、強者には反逆児の印象に映るらしい。彼は、宇宙の秩序に違反する人々には、権力者であればあるほど痛烈に糾弾する。そうした桜沢に関する経歴は、彼の著書と文書類と、『食生活の革命児』(松本一朗著・チサン出版)を参照されたい。

大森は、桜沢によって無双原理と玄米食に開眼したが、玄米食に関しては彼なりの研究を加え精進している。桜沢の指導した玄米食法は、必ずしも完成されたものではなかった。桜沢の玄米食は、五分搗米が主体となっている。五分搗米では動物性と妥協の玄米食にならざるを得ない。彼は、桜沢の玄米食の限界を指摘する。石塚左玄に始まる食養療法を引き継いで、新食養療法となった玄米食の限界である。

大森は、一〇〇%玄米の玄米食、すなわち玄米正食で歩み出した。病気治療のため応急的に薬用として食箋に用いる数種類の動物性はべっとして、動物性食品をいっさい不要とする正食の道にまい進した。桜沢は、小魚一尾をも否定して意見してきた大森に、無双原理と玄米正食の真の理解者・体現者を見て、「宇宙の秩序」を述べ伝える唯一の後継者であると手紙に記している。こうした桜沢の理解にかかわらず、大森は、各種の講演会や講座で臆することなく、桜沢の行ってきた食養の欠陥を批判してやまない。

食養界の先輩や同輩に対しても、食養法が正しく改められないかぎり、批判をやめようとしない。たんに痛烈なだけではない。幾度も幾度も反復して繰り返す。たび重なると、批判された人達は忠告とは思わなくなり、次第に反感をもって彼に敵対もする。したがって大森の講演、講義は、時によっては、敵対者をこしらえるためのものであるような感じのすることがある。私は幾度か彼に、口が災いする損失を、意見した。彼はそれでよいと達観している。

批判を痛く感じて、ヒトはめざめる。痛みをどう受けとめるかによって、人間としての勝負となる。ヒトはみな自分自身で、この宇宙内の地位を決定する。地位の向上は、愛想よい味方によるとはかぎらない。桜沢は「敵こそ最大の恩人（味方）である」と述べている。

桜沢が大森を最大の理解者、後継者と判断したのは、大森の批判力の源泉を見抜いていたからだろう。桜沢は、その生涯をかけて、最高判断力に到達する方法を教えつづけ、求めた。判断力の七段階を定義している。そして、ヒトが人間として生きるのは、最高判断力を発揮するためであり、その方法と道具が玄米正食と無双原理であると示した。

大森は、桜沢の教えの第一の体現者たらんと、なりふりかまわず挑戦したわけだ。彼は「批判力は判断力のモノサシである」と述べる。感情的に受けとめる者は感情的段階に在るのを自証しているにすぎない、と彼は悲しむ。

大森が死後の桜沢をも批判するのは、食養の欠陥をそのまま肯定し継がれて、桜沢の真の教えが曖昧に消滅するのをおそれているからだ。桜沢は人生の目標を明示し、そこへ達する方法と手段を教示しながら、彼自身は徹底しきっていない。彼は偉大なる生き方を教え導く立場でありながら、時に応じては邪食と大食を死ぬまでやめられなかった。自身を見せしめにして後継者への教えとしたのかもしれない。大森は桜沢の邪食や大食を見ている。そして彼自身は、正食で少食の道を歩んでいる。桜沢は無言で、正食と少食の道を大森に選ばせた、と言えないでもない。

親は子の踏み台である。親は子のために身を尽し滅ぼすことをも本望としている。身を殺すことさえいとわない。子に、それだけの器量があれば、である。

実際に、親子の情愛には、親はすべて子のために死すことを願う心がある。情愛という段階においてである。

桜沢は、「判断力の七つの段階」をつぎのように示し教えている。低い段階から示す。

(一) 機械的・感覚的判断力
(二) 感情的判断力
(三) 知性的判断力
(四) 理性的判断力
(五) 社会的判断力
(六) 宗教的判断力
(七) 最高判断力

桜沢は、大森の正食理論と実践と実績に、第七の判断力の一片を見たにちがいない。大森は、この点に関して、師を補完し得たことを感謝の恩返しのしるしとしている。

「桜沢先生は、人類にとって、たぐいまれな偉大なるヒトであり、先生である」と、彼は私に述懐する。そして誰に対しても、そう公言するのをはばからない。

さて、米子市での「いかなる病気も二十日で治る」健康指導講習会の実態と、その結果はどうだったのだろうか。私はこれに立ち会ってはいない。

当時、桜沢の秘書役をしていた写真家の福田博之青年（現在アメリカ在住）は、偶然にも、この会で、先天性難聴患者（当時七歳・倉敷市の少女）が初めて音を聴いた劇的な瞬間に立ち会っている。彼は正食療法の効果を目の当たりにして、大いに感動し、大森の助手になりたいと希望したほどだった。このほか、この講習会では、脳腫瘍患者（当時慶大生・米子市の男性）、精神分裂症患者（当時二十六歳・男性）、脳性マヒ患者（当時十二歳・少女）、などが二十日の期限内に治っているほか、高血圧、糖尿病、痛風、ガンなどの患者がみな快方に向かった。そうした劇的な効果に、福田氏のみならず、講習に参加していた教員や看護婦のなかには、勤めをやめて大森へのボランティアと正食療法の学習を申し出ている。

玄米正食療法には、食料を正しく見分けて仕入れる仕事、患者ごとの食箋を正しく料理する台所班、患部手当など看護の付き添いなどを必要とする。人手は必要でも無料奉仕に甘んじてはいられない。さりとて金をとるための医療行為でないから、大森は人々の好意をそのまま受け入れられない。彼はいつも最少の人数でヤリクリしてきていた。

彼は、米子市での講習会以前にも、各地で同様の会を行っている。例えば、地元の熱海では「いかなる病気も十日で治る」を行い、中風で寝たきりのTホテル経営者（女性）や、Fホテル経営者（男性）や、リウマチで動けなかったひとも期限内で動けるようにしている。このほか、大阪では病院を提供され、そこで結核患者を二十日間で職場に復帰させたり、九州では失明患者を見えるようにしている。カネミ油症事件の被害者のアバタ顔を二十日で治し、乳ガン、子宮ガン等々枚挙にいとまない。

私はこれを書くにあたって、彼が二十日で治したという一人ひとりを、当時の様子とその後の状況を確認するために、探訪してみようと考えた。大森は、米子市の何某と何某、倉敷の何某、松江の何某、大阪、京都、和歌山、岡山、広島、熊本、博多、東京、熱海、北海道と、治癒体験者の氏名を教えてくれた。それらの方々は、かなり年月を経た人が多い。しかも、人数があまりにも多い。音信の不通になっている人もある。しかも、当時の症状を確証する医学的資料（カルテなど）が保存されているわけではない。たんなるインタビューなら、大森の各種の講演テープは、当時の様子を、より多く物語っている。それらの個々の確認を得るまでもなく、私は、彼の治療法の効験を私自身が確認している。ごく最近の、彼の指導による私自身の難病者指導実績の方が新しい証明だ。私は十数年、二十数年以前の病者にかかわる探訪をとりやめた。

彼が熱海や米子や大阪で期限付き食養法の旗を揚げてから、すでに二十数年経つ。そして、いまもって「いかなる病気も二十日で治る」を公言してはばからない。彼の技量と腕は、当時より数倍、数十倍の磨きがかかっている。無双原理という魔法のメガネによる診断と、「正食医学」の効果が一段と明確になってきているのだ。

現代医学が真に実力あるのなら、これだけの経済的、学術的、政治的に総力を傾注しているのだから、病気はどんどん治り、病人はぐんぐん減って、病いにとらわれる人は少なくなってよいはずである。それが、そうならないでいるのは、どこか間違っているからにほかならない。

大森の正食医学による治癒率は非常に高い。はやくて高い。現代医学の医療が、なかなか治らなくて手間どり、治癒率も低く、医原病なる名称まで発生させている事実にくらべると、正食医学には注目され実用化されねばならない貴重な要素がたくさんある。ホリスティック医学シンポが大森を招いたのは、そのあらわれの一つといえようか。

このへんで「正食医学」に入ることにしよう。

Ⅱ 正食医学講座

生の道と死の道

玄米正食で、本当に、ガンや難病が二十日で治るか。

「いかなる病気も二十日で治る」の看板を掲げるからには、ガンであれ、その他の難病も治るのでなくてはならない。しかも、大森は二十日で治ると期限ぎりまでする。本当に可能なのだろうか。

私は、彼が今日までの数十年間を、あらゆる病気治療に食べもので挑戦してきたのを知っている。特に、ガンはいうまでもなく、奇病、難病を、彼は全国に探し求めて、買い求めるかのように治療指導してきた。ほとんどは請われての指導であるが、まだ経験したことのない奇病、難病へのとり組みは、たんに十日とか二十日と期限をきるだけでなく、一刻一刻の真剣勝負で対してきた。それらの症例に、私はすべて立ち会ったわけではない。また、彼の指導した病人を、すべて追跡調査してみたわけでもない。彼自身の話や、関係者によってもたらされる話などから、指導を受けたすべての病人が、完治したとも考えられない。もちろん治った人は多い。しかし、手おくれで死んだ患者もあろうし、療法が適さずに死に至った人もあるし、快方に向かった兆候をみたにもかかわらず、間違った生活に戻って死をはやめたり、突然死を迎えたケースもあるだろう。

〝治る〟とか〝治った〟の基準自体、不明瞭でつかみがたい。症状が消えただけで「治りました」という人もあれば、再び病気にならない健康体を確認できなくては治ったと考えない人もある。現代の医療では、ガンの場合、患部の摘出切除手術や放射線および化学薬品治療処置後、五年間再発しなければ、一応治ったと判定する見解に立っている。これは一つの基準にちがいない。このためには、患者は、五年間にわたって指示された定期検診と必要な加療は義務づけられている。

大森の場合、指導した数千人にわたる病人の追跡調査を、個人の力でやりきれるものではない。二十日で治った病気もあれば、二十日などではとても治らなかった病気もあろう。「二十日で治る」と公言するからには、〝治る〟とか〝治った〟とする彼の判定の基準があるはずだ。

私はその点を質問した。

「二十日で治る、とは何を基準にしての判断ですか」と。

すでに書いたとおり、先天性の難聴者や失明者、脳腫瘍者などが二十日以内で聴こえるようになったり、見えるようになったり、治った米子市などでの実例は別として、いま、もっとも関心の高いガンに対して、私は、二十日の期限付けは無謀のように考えられてならない。ガンは一朝一夕に生ずるものではない。何年とか十数年とかかかって生じる疾病であるから、そのような業病が、そう短い期間で治るとも解消するとも考えられない。まして末期ガンになったら、どんなに適確な処置や処方がとられたとしても、生死の境を往来しているだけで二十日ぐらいは過ぎてしまう。末期ガン患者を本当に二十日で治せるか。これは私も疑問なのだ。

人の道には二つの道がある。生に至る道と死に至る道。ヨロコビに至る道とカナシミに至る道。繁栄に至る道と滅亡（衰亡）に至る道。成功へ至る道と失敗への道。勝利へ至る道と敗北へ至る道。健康への道と病気への道。幸福へ至る道と不幸へ至る道。このようなぐあいに二つの道がある。

どの道を歩むかは、各々が、意識する、しないにかかわらず、結果的には何らかの判断の下に選択している。しっかりした意識の判断の下に選択している場合もあり、無知、無意識に選んでしまっている場合もある。
病気を治したいという願いは、生きたいという願いであろう。生きるには、生きる道、生に至る路上にいなくてはならない。死の道を行きながら、また、死の路上をさまよいながら、生きたい生きたいと願っても、それは見当ちがいだ。死に至る道に踏みこんでいながら、生の地に達したいと欲しても、それは無理で不可能というものだ。

「病人と家族が、生の道を正しく知って、生の原理を理解し認識できて、生の道をゆく方法を実践しはじめられたら、その時は、すでにその人の病気は治ったと同じである」

大森が、このとおりに、私に言ったわけではない。言外の意味をも含めて、彼は私に、このように述べているように思える。
桜沢は門下生に、「一週間で病人を治せ」を口ぐせに命じた。一週間で病人に悔い改めと食い改めをさせ、生への軌道修正をさせよ、そうすれば、病人を一週間で治したと同じだ。正食の指導者たる者は、それくらいの指導力を発揮し実行できなくてはいけない。それを行えれば、一週間で治したも同じだ、そのような意味であったようだ。

一般的にみて、実際、私達は欲がふかい。亡びの広い門から天国へ行きたがったり、地獄行のキップで天国行を欲する。地獄のガケっ淵に立ってみて、初めて、あわてて列車から飛びおりようとあわてふためく。末期ガン患者などは、ちょうどこの状態にある。飛びおりて、すぐに生存列車や健康列車に乗り換えようと欲したって、そうは問屋はおろしてくれない。ほとんどが飛びおりそこなう。飛びおりて飛び乗るにしても、自分の足で死と生の道の分岐点まで戻り、しっかりと乗り換えるのでなくてはいけないのだ。ところが、その手順を踏まないで救われたがる。

現代人は、みな、見えなくなってしまった。生の道と死の道の見分けがつかない。どれが生の道で、どれが死の道か、どれが生に至る道で、どれが死に至る道なのか。科学はこれを明解にするはずなのに、反対にわけがわからなくしてしまった。モノゴトは複雑多様化して、この二つの大道さえ見分けられない複雑多様化の科学人になってしまった。小さな小さな道は見えるけど、大道を見つめられない。

実際に、無双原理製の魔法のメガネを着用しないと、もはや、生の道と死の道を見分けられない。死の道が公道と認定されて、人類がこぞってこの道の中で右往左往しているのだから、生の道がどこにあるのか、本当に生に至る道が存在するのかと、そうした思いつきさえいだけない現況にあるといえる。
この見分けをつけたいがために「正食」と「正食医学」が、日本CI、宇宙法則研究会を中心に、自然発生的に始まった。

症例、「高崎正食医学講座」より

一九八七年、私は、それまで東京や京都、福岡という大都市だけで行われていた「正食医学」講座を、高崎で開いてもらうことができた。地方の人達のために、是非とも一度は私の地元で、まとまった講座をしてほしかった。この願いがかなって、五月から半年にわたる講座が開かれ、私は講座の進行とともに、大森の指導する病人と病気の変化を身近に観察することにもなった。その一端を記して「正食医学」と玄米正食の効果の実際を知る参考に供したい。

【例1】 Aさん 五十六歳 女性 教員を退職 陰性タイプ
若い頃から風邪、気管支炎、冷え症に悩み、特にこの二十数年は、ぜんそくの発作に悩まされつづけている。医者、病院、薬、民間療法と、ありとあらゆる治療を試みてきたが、いっこうに効果がない。この数年は発作がおきると、寝ても起きてもいられない状態で、心臓が止りそうになるのを幾度も経験している。

正食医学講座が近くで行われるのを聞き、わらにもすがる気持ちで個人健康相談と医学講座を受けてみた。これまで聞いたことのない病気の原理と健康の原理を聞き、いままでの食べものと食事法がまったく間違いだらけだったことに気づく。

さっそく食事を玄米正食にし、食箋を厳守し、常用していた化学薬品をいっさいやめ、蓮根の粉末やこんぶの粉末などによる、指導どおりの補助食を用い、十日目には発作はおきなくなった。手足もポカポカしてきた。呼吸もたいへん楽になった。二、三十年も服用しつづけてきた化学薬品をやめて、症状がよくなったということが何とも不可解でならない。

五月の講座の時に個人指導を受け、以後毎回受講。回を経るごとに血色、顔つき、顔の表情、身のこなし、言葉つき、動作などが生き生きしてきて、笑顔がよく見られるようになった。その後、発作はおきていない。十一月の講座終了後は、正食料理（マクロビオティック料理）実習講座にとり組んでいる。

【例2】 Bさん 三十九歳 女性 農家主婦 陽性タイプ

十七年間痛風とリウマチで、医者、病院、温泉、針灸、指圧、薬、民間療法などを転々としてきている。手足の関節は硬化して、やっと動いている状態で、左手は肩、ひじ、指とも動かせない。夏でも厚着ですごし、風に吹かれても劇通が走って、ちぢみ震えあがる。赤ら顔で、一見、血色はよい。骨格もガッチリしている。

この女性も、五月の講座の時に個人指導を受けた。しかし、長時間座りつづけられないので、通しで講座を受けつづけられない。以前、短期間ながら玄米食をした経験はあるが、自己流だったので、玄米の効果を得るには至らなかった。正食法に切りかえるのにも時間を要した。一カ月間ほどはたいした変化なく、「玄米正食にしたって、ちっとも効果ないじゃありませんか。かえって、ぐあい悪いところがアチコチ出てきた」と私達に文句を言うありさまであった。

大森は、彼女の頭のテッペンから足元の先を眺めながら、ニコニコと笑っているにすぎなかった。私は「もうすこし辛抱すれば、きっと効果は出てくる」と励ましながらも、「いやなら、無理にやらなくてもいいんですよ。やめてもいいんですよ。あなたのすきなようにしなさい」と突き放しもした。よくあることではあるが、ウラミ、ツラミ、ナキゴト、ワルグチを聞かされるのは不愉快だ。自分の仕出かした病気を、他人のせいにするなど、考えちがいもはなはだしい。

しかし、二カ月がたつ頃から、各関節部のハレはぐんぐんひいてきて、痛みも軽くなり、動かせるようになってきた。そうなると、手当法の生姜シップや里芋パスター貼り、さらに玄米正食に一段と熱心になる。熱心になるから効果もあがってくる。むくみ気味だった赤ら顔も、いくぶんスガスガしくなってきた。好転してきているのをハッキリ自覚できるようになった。

このように症状が好転して軽快になると、またしても卑しい食欲が首をもちあげてくる。生来好みの砂糖菓子や果物やいも類や肉、卵を口にしてしまう。すると、関節はハレ出し、痛み出す。

「たった一個が、こんなにテキメンに効くんですか」と彼女は泣っ面になる。

「たった一個どころか、たった一口でも悪化します」と私は答える。

彼女は農家の主婦である。手足が自由に動かない状態だから、家事や作業の手伝いはほとんどできない。主人や両親が、わがままな彼女を、辛抱強くめんどうみている。感心させられもし、気の毒にもなる。

講座の中間期頃から、「おかげさまで痛みが消えて、身体が本当にラクになってきて、生き返らせていただけました」と、彼女は笑顔で関節を動かしてみせられるようになった。病気が食べものと食べ方の間違いでつくられることを身にしみて理解できるようになったと、告白している。それにしても、いま、農家の食事は邪食が主流をなしている。聞きかじりの中途半端な栄養の知識と、宣伝によって植えつけられた食品学と文化指向とで、正しい食の基準は見当らない。寝たきり老人やボケ老人や、老人ではない病人を含めて、いま農家で病人のいない家はほとんどない。彼女は正食を知って、自分の病気を治し、農家自体を健康体にしなければいけないことに気づきはじめた。

【例3】　Cさん　三十六歳　男性　弁護士

新潟へ出張した帰りの新幹線車中で、吐血と下血の大出血をおこした。下の出血は、ちょうど、ようかん状の血便だった。上は鮮血の出血であった。この数年、仕事に追われる不規則な生活がつづいて、胃の不調は感じていた。しかし、独立して事務所を構えたばかりであり、身体をかばうゆとりがなかった。現代医療の実情に関しては、幾多の例で見聞しているので、注射や薬、入院手術や点滴療法などの世話になりたくないと思っていた。したがってこの時も、駅から病院へ、JR関係者の手により救急車で運ばれたが、病院でしばらく休んだのち、迎えの車を呼んで帰宅した。そして、折から「正食医学」講座中の私のところへの電話となった。

出血の原因が身体のどこの何で、どの程度の状態なのか明確ではなかった。はっきりしているのは、胃部に痛みがあって、車中で大量の出血があって、その出血による貧血でだろうが失神状態で倒れたということだけである。私は、講義中の大森をわずらわすのも迷惑と考え、応急の処置として濃い塩番茶の一服をすすめた。

その夜、彼から電話で、塩番茶の効果の絶大さを告げてきた。飲んだとたんに激痛は減退し、胃部はもとより、全身がほぐれるようにラクになった。きょう、あす程度は、塩番茶以外は飲み食いせず、絶食にして安静にすごし、そののち、玄米スープか玄米クリームを少量とって状態の変化をよく観察するようにと指導した。症状が安定なら、玄米クリームに古式手づくり梅干しの食事からはじめて、黒ごま塩つき玄米おむすびに古式手づくりたくあん二片、そののちは、ごま油焼玄米おむすびなどに順次すすみ、いずれの時も一口を二百回以上噛むことを厳守のこと、と私は忠告した。彼は一口五百回噛むのを励行した。たくあんなどは八百〜九百回噛むのを励行したという。九百回噛むと、どんなものも甘くなると感心している。

一週間後には、胃に異常があったことなど感じられない状態となった。しかし神経質な彼は、一日一日が神経との闘いのありさまであった。ストレスがこうじて胃炎や胃カイヨウになることもわかっていながら、神経を酷使してしまう。今回の出血という禍いを転じて、神経を図太くするところまで体質改善する必要がある。一カ月後の病院での検査で、胃センコウだったことがわかった。人差し指の頭大の穴がまだあいていた。腹膜炎などを併発するおそれがあるからと、病院は手術をすすめた。しかし、彼は、玄米正食の効果をしっかり体験しておきたい目的から、手術を遠慮した。そして、さらに厳格な正食に専念した。二カ月後の検査で、穴はふさがって、胃センコウは完治していた。検査した医師も驚いていたという。

Cさんは、穴がふさがって完治したと太鼓判を捺されたトタン、アレを食べてみたい、コレをのんでみたいと往時の愛好物を申し出てきた。それらが多分、母の胎内で神経細胞や組織が形成された時の素材のひとつなのかもしれない。「Cさん、あんたの病気はまだ治ってはいないんですよ。神経細胞が入れ替って、新しいひよわでない神経が働くようになって、胃腸とのバランスが健全になるまでは……。それまでは正食〳〵」と、私は督励したものである。

こうした経過で、Cさんは玄米正食に精進中である。

【例4】　Dさん　五十八歳　男性　建築設計事務所長

Dさんは、官公庁や病院関係の建築物を主に設計する、地方有数の設計事務所を経営、仕事は順調にすすんでいた。彼は、営業活動はもとより、立案・基本設計をし、ときには所員と一緒になって製図したり現場に立ち会ったりもするのが好きだ。立場上、交際は広く、仕事での飲食の機会も多い。美食家であった。奥さんも流行の先端をゆく美食家で、子供はない。奥さんには十数年前から胆のう炎、胆石症の持病があり、今までに数回の発作に見舞われている。手術こそまぬがれてきたが、そのたびに入院による鎮痛剤療法でしのいでいる。夫婦とも美食が持病の原因になっているなどと、つゆほども知らなかった。持病から解放されたいばかりに、栄養に富んだ美食へと踏みこんだというほうが当っている。美食による栄養食と保健栄養剤と、一流病院での定期的健康診断、これが夫婦の健康管理法であった。Dさんは永年にわたる糖尿病があり、体調がいっこうによくならないのを不思議には思っていた。

このDさんが、完成まぎわの工事現場を下検分中、目まいを起こしてうずくまるように倒れた。救急車でS医大病院に運ばれた。十日ほどの入院による精密検査の結果、脳血栓症と診断された。病院では早期の手術をすすめた。当座は薬による治療で再起はできるが、再発作となると生命の保証はできないと、医師は手術による処置を忠告している。しかし、現在いくつも大きな仕事をかかえているDさん、ここで三カ月とか半年とか、ことによればそれ以上の期間になるかもしれない手ぬきはできない。優秀な職員はいても、Dさんでなくては済まない仕事がたくさんある。責任感のつよい彼は、仕事の段取りをつけないまま入院手術など、とてもできることではなかった。

手術して、その結果が必ず良好という確約も保証もあるわけではない。仕事に復帰できなければ、たくさんの人々に迷惑をかけてしまう。Dさんは、手術をせずに急場をしのぎ、さらには血栓を排除する方法はないものかと求めた。ちょうどその折、見舞いに来た知人から聞いたのが玄米による「正食医学」だった。

Dさんは、わらにもすがる思いで、玄米正食法にとびこんだ。それは、これまで信奉してきた美食の文化的食生活とはまるきり逆というか、アベコベのことばかりであった。時代の最先端いく文化的栄養食生活をしてきての発作的病気なので、今までの食生活法が悪かったのかもしれないと、すぐに気付くことができた。玄米正食の基本理論を聞いて、彼は納得できた。これまで疑問にしてきたことも、そのほとんどが納得のいく解答を得ることができた。

そうはいっても、永年にわたる馴れ親しんできた生活法を、スパッと断ちきれない。当座の便法として、病院からの薬を併用での玄米食入り。医者と薬と病院を背にしていないと、万が一の場合に駆け込めなくてはと不安の思いを断てない。自覚症状と体調と病院での検査結果をみながら、なるべくはやい時点で薬にたよらない生活になる約束で、玄米正食法にとり組むことになった。この本の看板どおり、〝二十日間〟で脳血栓が解消したわけではない。

実際、彼の場合、そのような短期間で血栓が溶解するわけはなかった。脳血栓を溶解するまでに、正常にせねばならない器官や機能がたくさんありすぎた。脳の血管や組織に障害が生じるまでには、心臓、肝臓、腎臓、すい臓、血管、ホルモン系機能などが、みなそれなりに傷んだり不調不良になっている。十数年にわたる持病の糖尿病がよい例だ。この数年は、肝臓も悪くなっていると指摘されていた。それらを同時に治療していくのでなくてはならない。現代医学方式では、とても不可能である。食べものによる日々の治療によるしか総合、総体的な治療はない。それも、玄米正食による「正食医学」以外には、ちょっと見込みはない。

こうした理解にもとづいて、Dさんの玄米食ははじまったものの、一時的に肝臓が悪化したような症状があらわれた。全身がダルくなり、黄だんが出たりした。肝臓の状態が良好になるのだけでも二カ月ほどかかった。しかし、脳手術を避けたいばかりに、玄米正食へ近づく努力は重ねられた。

Dさんが体調を回復するよりさきに、奥さんの方はぐんぐんと健康になった。奥さんの体質に玄米はピタッと適したようだ。持病の心配は全く消えた。毎日が非常に快適になった。こんな爽快な感じは、以前は一度も味わったことがなかった。奥さんは正食料理に熱心にとり組むようになった。そうなるとご主人にも好結果が出てくる。

Dさんも奥さんの後を追って肝臓も糖尿病もよくなり、半年ごとの定期的脳検査で、二年後には、もうどこにも異常は見当たらないと太鼓判をおされた。それを記念して、一九八九年秋、一カ月間のアメリカ旅行を夫婦でしてきている。旅行中は必ずしも玄米正食厳守というわけにいかなかった。しかし、無双原理の陰陽判断法によって、現地でのもっとも自然な穀菜食を心がけ快適な旅だった。それにしても、玄米正食が一番体調をよくしてくれるし、安心していられる、と感想を伝えてきてくれた。

【例5】 Eさん　四十七歳　女性　主婦

四年前、甲状腺ガン手術。手術後は毎月定期の検診をつづけ、病院のすすめもあって丸山ワクチン療法も継続し、手術後の経過に腐心してきていた。三年後の一九八六年、手術した部処より上部、アゴの下部に、再びハレが生じかけてきた。以前、医師から、次回再発したら手術しても治るかどうか見通しは不明だと言われていたので、どうなるか確信のない手術をこれ以上は絶対に受けたくない、たとえ、技術が進歩したからいま手術すれば必ず治ると言われても、もういや、と彼女は決心していた。なぜなら、最初の手術の時も、早期発見による早期手術だから、いま手術しておけば心配ないと、手術を促されたのだった。それが、三年も経たないのに、ということで現代医療を信頼できない気持になってしまった。

そんな折りに、食べものによる病気治療と正食医学の情報を耳にした。そして私を訪ねてきた。発病以前の食生活や生活環境、手術後の生活や術後処法などを聞くと、なぜ甲状腺ガンになったかの原因のいくつかが明らかになってくる。それらを特に排除し、中和する正食法の実行となった。徹底した玄米正食と、生姜シップ、里芋パスターによる手当てとで、一カ月も経たないうちに、しこりは消えた。気をゆるめて好物の邪食を一口、二口食べたり飲んだりすると、トタンに腫瘍状の症状が感じられてくる。

こうして彼女は、自分にとって、どういう飲食物が悪く、どういう食物ならよいかを知るようになった。邪食さえしなければ体調は良好。自営の家業に、手術前より、元気ハッラッと働けるようになった。

手術して五年が経った。ガンセンターの定期検診で、いわゆる、治ったという診断をもらった。五年以内の再発がなかったとみなしたわけだ。治ったという診断をもらえたのは嬉しいことだけれど、それでは二年前に再発しかけたアゴのハレを、ガン病院はどう判断したのだろう。自然に消えたとでも考えているのだろうか、と彼女の不信はのこる。

「本当に治りきったかどうか、試みに、思いきり、昔のような邪食をやってみなさい。そうすれば、ガンセンターの証明が本物かどうかハッキリする」と、私は意地悪い冗談をいってみた。「そうなんですよね。ついつい、ちょっとばかりなら大丈夫だろうと邪食してしまうだけで、ハッキリと具合がおかしくなるのが、よくわかるんです。ですから、ガンセンターではああいってくれていますけど、まだまだ、完全ではないんです。わたしには、やはり、玄米正食で、とことん体質改善をやりぬかなくては、本当に治ったとはいえないのです」と、彼女は自分自身を正しく診断できるようになった。時間はかかっているが、彼女は、いま、明らかに治りつつある。生まれ変わりつつある。

【例6】 Fさん 二十歳 男性 大学生 陰性タイプ

ノイローゼ、神経衰弱、精神異常。地方の高校から東京の大学へ進学し、アパートで一人住いで通学していた。入学後一カ月ほど通学したものの、その後、学校へ行くのがこわくなり、行ったり行かなかったりになる。いつも誰かに狙われている感じと、何者かに襲われる恐怖につきまとわれている。反面、両親や弟妹に暴力をふるう。

顔面、首すじ、胸、背中には黄色い膿をもった赤黄色い固いハレモノが火山のように突起し、ザンバラ髪につり上った細い目は、劇画などに描かれている典型的な喪心症の陰性青年であった。発作的に大声でわめき出すかと思うと、一転してこわいこわいと、頭をかかえこんでフトンにもぐりこむ。心臓が早鐘のようにうって呼吸が荒々しくなり、胸がドキドキして苦しいといってわめき、何をしでかすかわからない状態になる。こうなると、いままでは精神安定剤を服用して、そのつどしのいできた。

しかし、病院では、これ以上は放置しておけない、入院による治療でないと責任がもてないと診断して、お母さんから私へ相談がきた。入院したら最後、監禁状態に置かれ、幾多の患者の悪い例を見聞している。入院した精神病患者が、まったく健全に社会復帰したのを、あまり聞かない。ほとんどの患者は、長期入院となり、多少回復したとしても、病院を転々とする人生を歩んでいる人が多い。F君の場合でも、これまでの半年間の通院による治療は、ただたんにたくさんの薬を服用するだけにすぎなかった。入院したら、これがさらに徹底して、薬漬け療法が高度になるにすぎないだろう。

もちろん、このほかに医師と病院の良識と良心とによって、何らかの新しい治療も併用されるだろうが、化学薬品が治療の中心を占めることには変わりない。それで治れば幸運だし、治らなければ廃人の道を歩むことになる。そうなったとて、医師や病院に責任はない。彼らは現代医療の方式による、善意の医療行為を施しているのだから、治らなかったとしても、それは患者と病気が悪いのであって、医療が悪いのではない。治らなくても、べつに、どうということはないのだ。F君のお母さんは、入院こわさに、それに、どうしたらよいのかわからなくて、相談にみえた。

Fさん一家のこれまでの食べもの、飲みもの、食生活、それに東京へ出てからのF君の毎日の食事などをくわしく聞くと、精神異常になるような飲食物と食生活である。精神病にならなければ不思議と思えるほど、偏った現代式食生活である。長男のF君に、まずは、その成果があらわれてきたわけだ。家族にも順次、似たような病症が、これから必ず出現してくる。お母さんに食物と食事法と身体の関係を説明しても、どうも理解できない。なにしろF家は、その地方では名家と称されて、文化的な教養のもとに、栄養学に忠実でぜいたくな食生活と文化人的生活をしてきている。それが間違っていたり、欠陥があったとは考えられないのだ。話をしていて、こちらの説明に不信と軽蔑の念をいだくのがよくわかる。

「本当に息子を立ち直らせて、一人前の青年にしたい心からの愛情があるのなら、入院させたつもりで家で引きとって、まず、私の言うとおりの生活をしてごらんなさい。私の言うことを信頼できないなら、病院がすすめるように入院することです。どちらを選ぶかは、あなたしだいです。あなたが信じてきた、いままでの優雅で優秀な文化生活が、本当に正しい食生活法であり、日常生活法なら、どうしてF君のような病人ができ上がるんですか。

優秀な生活法ならば、それ相応な、健康で優秀なF君に仕上がっていなくてはいけない。そうでなかったのは、あなたの考え方や、あなたの家の生活法に重大な間違いがあるということにほかならない。そうではないですか」、と私は話した。

入院はいつでもできる、とでも考えてか、まずは、私が述べたように、家へ引きとって、玄米食による食べもの療法にとり組むことになった。ここでは詳細は省略するが、これまで用いつづけてきた薬を断つのがひと騒動の、ひと仕事であった。

「クスリをおくれー、クスリ、クスリをおくれー、ねえ、クスリをおくれー」と、それはテレビや映画で見る麻薬患者の薬のきれた時と同じような状態だ。しかも怖いのは、薬ほしさに思慮分別がなくなって、衝動的に暴れ出す。その時、薬を与えないで、与えたと同じような気持ちにさせる鎮静法を上手にとらなくてはならない。安易に薬を与えたら最後、ちょっとやそっとでは薬を断てなくなってしまう。全身の細胞に浸みこんでしまったさまざまな毒素を、どういう方法であれ、排除しないかぎり回復への方向付けは得られない。ほとんどが毒素の固まりの化学薬品と、毒素をたくさん含有した、添加した食品を与えながら、精神病を治すことはできない。根治するということと、一時的に症状を鎮静させておくだけとは、すべてが根本的にちがう。

F君の場合、硬軟両方の、アノ手コノ手を工夫して、三日間で薬を断つことに成功した。いまでも、その時の、彼が病院から処方されて持参した、たくさんの薬の残余を、私は保管している。

こうして玄米正食による治療は始まった。食べさせたり断食させたり、治療というよりは修行だ。それも、ある程度、荒修行でなくてはならない。陰性の度合に対応する以上の、陽性度の荒さが薬となる。毒が排除される段階で、さまざまな発作的な狂態や幻覚や反応が出る。

大森は、精神病者が治ってゆく過程を段階的に、まったく作り話のように語る。お化けや幽霊や、霊現象や神がかり現象や、さまざまな神様出現などの霊障の話を、私は半信半疑で聞いていた。しかし、F君を受け持ってみて、大森のおおげさに思える話が、すべて真実なのを、身にしみて納得させられた。F君の発作で、手に負えない状態の時、私は大森のアドバイスを求めた。そうしたおかげで、F君は十五日目には自主的に部屋の掃除をするようになった。

以前は、わめき散らして、建具を蹴ってこわし、こわした物を投げつけて、部屋の掃除どころではなかった。それが、ホウキ、チリトリ、雑巾を使って掃除するようになった。そして、私や母親に対して、「どうもありがとう」の言葉が出るようになった。これらの変化を確認しつつ、私達は、彼に、東京に戻って玄米正食の自炊生活ができるように、正食料理法を実地に教えこみ始めた。

彼も、化学保存料や着色料や増量剤など、合成添加物でできているようなインスタント食品や冷凍食品、見かけだけの菓子のような食品や店屋モノなどの偏食が、いかに悪かったか気づくことができるようになった。大学生となって東京に出るについて、一度たりとも料理などしたことはなかった。日々の食べものと食事は学問よりも何倍も大事である、ということをまったく知らなかった。それが、いま、おぼろげながらわかってきた。母親よりも熱心に玄米食料理にとり組んだ。玄米ごはんを炊き、味噌汁をつくり、野菜、海草による副食をこしらえるようになった。

そして、夏休み期間をこれら実習期間として修めたのち、秋から大学に復帰した。その上、一九八七年五月からの正食医学講座に、東京から毎回出席して、理論を勉強するようになった。現在は、玄米炊飯を日常にした元気な学生生活を送っている。休日などに帰宅すると、米や野菜は自分でつくるのが一番よいと、祖父の農地に出かけ農作業を手伝う。東京から帰宅するとテレビの前に釘づけになって、スナック食品を食べながらゴロゴロしていた以前の彼からは、今の姿は想像もできないことだ。もう心配ない。

【例7】 Gさん 四十一歳 女性 主婦 陰性タイプ

Gさんのことで、お母さんと弟さんが九月（四回目）の講座の時、個人相談にみえた。弟さんは、玄米食を始めて一年ほどになっている。重病の姉を、玄米正食医学で、なんとか助けたいと真剣であった。彼は、書いてきた姉の病状を大森に出した。簡潔に、しかも綿密に書かれているので、そのまま転記する。

「昭和六十一年七月、急性骨髄性白血病と診断され、G病院に入院、抗ガン剤投与による治療を行う。

同年八月、副作用により腸出血をおこし、一時腸閉塞を併発するが、一週間ほどで症状がおさまる。以後六十二年一月まで、三回にわたる維持的療法、三回目の治療で毛髪が脱け落ちる。この時点までの副作用は、ほかに意識の一時的喪失、高熱、陰部のくずれ、肝炎である。精神面、肉体面ともに外見的にはかなり回復したように思われたが、三回の骨髄検査の結果、ガン細胞が再び発見され、医師より再び強力な抗ガン剤の使用を言い渡される。

六十二年四月より治療開始（後日、医師の言うには骨髄内の血液細胞がほとんどからになるまで破壊したとのこと）、二週間ほどして副作用があらわれる。二カ月間にわたる高熱と意識喪失。

同年七月より熱が下がるとともに意識を回復。
同年八月、関節炎をおこす（以前、関節リウマチをわずらう）。
同年九月、本人は西洋医学に対する限界を感じ、帰宅し、食事療法、長生術などの全身治療を希望するようになる。
現在（昭和六十二年九月）の血液の状態
　八月十七日、骨髄検査　ガン細胞は30％
　九月七日、末梢血液　ガン細胞は13％
現在の治療状況
一〜二日おきに血小板輸血　毎日抗生剤
二週間に一度　赤血球輸血
自宅より差し入れ　玄米おもゆ（四月末〜途中一時中断）、クロレラエキス（九月〜）
医師の見解　前回の徹底的な治療（一か八かの賭け、途中で肉体がもたず、亡くなる方もいるとのこと）にもかかわらず、ガン細胞がなくならない。これ以上の強力な治療は無理。ガン細胞は急激にではなくゆっくり増殖しているので、弱い維持的療法をくり返すことにより、延命効果をはかる以外はない。寛解状態（ガン細胞が5％以内）に達することは非常に困難である」

以上がレポート用紙二枚に記されている。

筆記されている以外のこととして、Gさん本人は、白血病だということはまだ知らない、医師の応対の様子によると、生命がもってあと三カ月程度だろう、とのことであった。患者は、現在も、G病院に入院中である。

大森は、母親と弟に、食物と血液の関係、腸と血液、赤血球と白血球と血小板の成り立ちなどを説明し、現在は、すこしでもしっかりした血液をつくれるようにしてあげる以外に、特効薬も方法もないこと、それには、いまの腸の状態に最適な玄米をどのように食べさせられるか、それをどの程度、どのように行えるかが回復の決め手となることを注意した。患者本人の強い希望と、家族の希望もそうであるのなら、退院して玄米正食法に専念すべきことをすすめている。そして、現状をのりきるための食箋指導を行った。

玄米食をしている弟は、遠方に世帯を構えているので、毎日の看病看護までしていられない。これまでも休日ごとに見舞い、姉に役立つことならと食べもので有効な方法を心がけてきた。Gさんは、主人も子供もいるが、主人は会社経営で付き添ってはいられない。しかも玄米食などやったことはない。結局、Gさんのお母さんが、どれだけ食箋の実行ができるかが、娘を救えるかどうかのわかれ道になる。

こうして、お母さんの本格的な看護が始まった。医師に患者本人の退院希望を申し出たら、この状態での退院はまかりならぬと拒絶された。仕方なく毎朝・毎夕、お母さんは手づくりの治療食を、病院へ運び始めた。毎日毎日、朝に夕に、自宅と病院の往復が日課となった。いままで、こんなことはなかった。医者と病院まかせだったのだから、ころあいを見はからっては様子を見にいけばよかった。

いまはちがう。一日一日が真剣勝負になってきた。一日一日ではない。毎朝、毎夕が真剣勝負だ。いや、ちがう、毎朝、毎夕ではない。一食一食が真剣勝負になった。一食ごとに娘の元気の具合が反射される。好調になったり不調になったり、変化があらわれる。それらが食べもの、飲みものによって微妙に敏感に変わる。お母さんは、それを観察できるようになってきた。自分のこしらえた食べものによって、娘の症状がよくなったり悪くなったりするのだ。

こうして、余命三カ月にあたる十二月も中旬になった。それ以前から、血液状態は徐々に好転してきていた。検査のたびに担当の医師が感心するようになった。お母さんの努力が効果をあらわしているのだ。ところが、ガン告知されていない娘は、好転に安心すると、母親が家へ戻ったスキに、病院の売店へ出かけて行って、生来好物だった果物やケーキやアイスクリームなどを買って、盗み食いしてしまうのだった。すると、まったくミゴトに、血液状態は悪化して、しばらくして高熱が出てきて、食欲は減退し、顔色は悪くなって元気を失う。お母さんの努力は水泡に帰してしまう。ガッカリしてお母さんは、肩からも腰からも力を失ってしまう。

私は、患者本人の自覚を正すために、ガンを告知すべきだと忠告した。母親や家族が死にもの狂いの真剣な努力をしているのに、患者本人が生死のきびしさを自覚していないのは、双方に不幸なことだ。不幸というより許せないことだ。正しい現状認識をきびしく行って、それによって生死に自分でどう対処すべきかを自身で決定すべきなのだ。本当に生きたいなら、本当の生き方にまず病人自身がとり組まねばいけない。

六十三年三月中旬。病気治療相談にみえた時から六カ月たった。血液状態も病状も、さらに好転してきて、体調も安定してきた。お母さんは、娘の邪食へのわがままを断たせるため、いよいよ、ガンを告知しようと決意した。そして、ガンであることを告げた。Gさんがそれをどう受けとめたか、そして、これからどう受けとめていくか。

それは、Gさんの自分自身との闘いである。奇病、難病の業病にかかるのは、それなりに重大な原因があるわけであるが、その中でも〝食〟（食べものと食べ方）の間違いによる部分は大きい比率を占める。ほとんどが〝食〟の間違いによると考えてもよい。それゆえ、病人を真に救うのは、病人に〝食の真理〟を知らしめ納得させるのでなくては救いにも治療にもならない。

Gさんについては、ごらんのとおり、好転の明るいきざしを見るだけのことに、百八十日もかかっている。しかし、お母さんが、正食医学の一端を自ら進んで認識して、玄米の生命力によって娘の生命を救われる方向に一歩、二歩と踏み出したと考えられなくもない。

【例8】 H君　I君　J君

最近、白血病の子供の健康食事相談が急増している。H君、I君、J君ともに、子供の血液の病気に関してである。小学三年から中学二年までの子供たち。いずれも男子である。どの子の場合も、最初は風邪の症状から高熱ののち、微熱が高低して長びき、疲れやすく元気が出ず、鼻血が止まらなかったりで医者にかかっている。医者も、最初は風邪の手当てをしており、回復がおそいため病院での精密検査、その段階で血液に不審な気配があるからと、入院しての再度の精密検査が行われている。

そして、H君は急性リンパ性白血病、I君は急性骨髄性白血病、J君は再生不良性貧血症という病名をいただいた。

これらの家庭に共通している食生活は、牛乳と乳製品、卵、肉、白砂糖、白パン、菓子パン類、インスタント食品、ジュース、コーラ、保健ドリンク剤、バナナ、パイナップルなどの輸入フルーツ、ポテトチップスなどスナック食品、それに化学調味料、栄養剤と薬類、これらの偏重がきわだっている。

特に薬物に関しては、両親が、家庭常備薬的な薬に始まって、最新の化学薬品を愛好していた傾向が強い。食事も不規則で、テレビを見ながらいつも何か食べつづけている状態で、何が主食で、何が副食なのか、いつが食事時間で、いつが空腹時なのか、そうしたけじめがない生活になっている。きちんとしている場合でも、一時期、かなり長期にわたる放射線療法を受けたというような経歴があったりして、まともな血液が生成されにくい体質ができ上がってしまっている。

そうした経歴はともあれ、病院では、病名に見合う化学療法からはじまる。化学療法とは、化学薬品の投与による治療と考えてよい。日々の検査と、定期的な精密検査による数値をみて、薬品や輸血の質や量を塩梅していく。健康で正常な血液の数値はわかっているから、それを基準に、化学薬物の点滴や注射や内服剤や輸血が決められていく。子供自身が、自分の身体に最適な血液をつくり出せるようにする対策や処置は、ほとんど行われない。薬と輸血で、基準値に近づける数字合わせ、これが現代医療の実態である。

H君、I君、J君とも、みなそれぞれ異なる病気で治療を受けていたわけであるが、三人の両親とも、化学薬品と輸血による療法だけで本当に子供達の血液が正常になるのだろうかと、単純でごく基本的な疑問に駆られた。両親たちは、食べものが血となり肉となる、ということも聞いていて、それが気がかりになっていた。おそまきながら、子供の血液をよくするのには食べものに注意しなければいけないのではないか、そう気づいた。

そして、正食医学相談と医学講座の受講となった。受講してみて、三人とも、病院の医師からは質問しても得られなかった永いあいだの疑問のほとんどに、納得のいく回答を得たのだった。病院の医師は、いつも何を食べてもよいと言った。肉、卵、牛乳、果物などによる十分な栄養を摂らせなくてはいけない、という同じ答えばかりであった。食べものに関しては、それ以外の、それ以上のことを指導されたことがない。医師の言うようなことは、この三人の家庭では熱心に忠実に行われてきたことだ。そうしてきたのに病気になったのだし、そうしてきたのだから病気は快方へ向かっていくべきなのではないか。

それがそういかないのはなぜなのか。そのわけを知りたい。言うなれば、お医者さんや栄養士さんの言うとおりに、栄養に注意してやってきて、このありさまはどうしてなのか、というわけである。このまま病院で、点滴と輸血を受けているだけで、本当に大丈夫なのだろうか。そうした心配が両親たちに生じていた。

いま、この三人の家庭は、玄米食に真剣にとり組んでいる。玄米を食べ始めて血液の状態が好転して安定したところで、どの子も退院している。病院に入院していては、玄米正食の厳守とまで徹底しきれない。病院でも、現在はまだ、さほど重症ではないからと、自宅での療養を認めた。どの子の場合も、症状の変化は非常に敏感で急激である。

好転もはやいが悪化もはやい。気をゆるめた時のちょっとした邪食や、気温の寒暖の変化、排気ガスなどによる大気汚染など空気の変化で、すぐに白血球数や血液状態に変化が生じる。化学性の食品添加物、揮発性化学物質による臭気、化学洗剤、冷凍食品などでの反応は実に顕著である。流行性感冒や体調が低下した時などに、これらの悪条件がいくつか複合すれば、一気に事態は悪化して急死しないともかぎらない。

三人は、いま、徐々に徐々にながら、血液状態はよくなり、体力もついてきつつある。しかしながら、三人の各家庭とも、玄米正食による正食医学を実行していく上で、社会生活上のさまざまな障害にぶつかっている。まず、安心して食べられる食料品の入手法に始まって、学校給食、学校の共同行事、近所づきあい、子供どうしのつきあい、親戚づきあい、等々。社会そのものが病んでいるのだから、その波を自分だけがかぶらずに過ごしたいなどとは思わない。しかし、子供達にはかぶらせたくないと願ってしまう。

H君、I君、J君とも、二十日で治った報告ではない。これからどう変わっていくかの過程にある。一日ごとに、自分で自分の新しい血液がつくられつつあるのは確かだ。いままで医者まかせ、病院まかせだった。いまは、三人のお母さんとも、自身が医師、薬剤師、栄養士になったかのように、正食料理と正食医学に真剣にとり組んでいる。家庭の台所こそ、本当は、いちばんの薬局でなくてはならないのだ。いちばんの施療院でなくてはならないのだ。

【例9】 Kさん　四十九歳　女性　主婦　陽の陰タイプ
　　　　Lさん　六十二歳　男性　会社役員　陽性タイプ

Kさんは、三カ月前に結腸ガンを手術し、その後肝臓に転移し再入院。Lさんは、一年前に胃ガンを手術し、一カ月前から肝臓ガンで再入院。どちらも、十一月の最後の医学講座の時に、家族が相談にみえた。医師は、患者や家族がよいと思う好きなことを行ってけっこう、という見解に立っているとのことだった。

大森も私も、家族の話を聞きながら、Kさん、Lさんとも、末期にあると察した。しかし、なんとかならないものか。

大森は、Kさん、Lさんに、現状において最適と考えられる食箋を書き、料理法、つくり方、与え方、手当法などポイントとなる部分を一つひとつ、家族に説明した。入院中であれば、当然のこととして抗ガン剤や栄養剤、放射線などが用いられている。正食療法が的確に施される確率は低い。かりに的確に施されたとしても、効能がそのまま続くとは限らない。

すでに医師も見放している様子なら、最後の試みとして、退院させて自宅で徹底した食事療法を行ったほうがよいと、私は意見した。自宅で徹底した食事療法を行えば、「必ず助けられる」というのではない。この段階では、おそらく助からないだろう。しかし、病院で死んだのと、自宅で食事療法の施しを受けながら死んだのとでは、病人が家族へ遺すものがちがう。家族は、病人は病院で死んでくれたほうが、気はラクで辛さは軽いだろう。自宅での看病の果てに、力およばず死なせてしまった、では辛さはちがう。辛さはちがうけれど、辛さを正しく受けとめるのが肉親のつとめでもあろう。私はそう考える。辛さを真剣に受けとめることから、遺族の意識革命がはじまりかねない。病人を救うには手おくれになってしまったにせよ、病人の死が遺族に「食の何たるか」を感づかせ、食べものとは何か、正しい食べものとは何か、なぜ正しい食べものや食べ方でなくてはならないかを教えさとすことになれば、病人は死んで蘇ったことになる。

最近、末期症状になってから大森をたよってくる患者や家族が増大している。現代医療にいきづまりを察して、のこるは反対の食物療法と言わんばかりに、大森を尋ね当ててくる。大森こそ気の毒である。食べもので病気を癒すに足る血液に仕上げるのには、末期患者が一朝一夕にできることではない。白米や白パンを玄米に換えさえすれば病気は治るというものではない。大森は、もう、すでに、助かる見込みなしと判断される患者でも、決して見放しはしない。「いまボクにできることは、病人の苦しみをいくらか軽くしてあげる程度のことですよ」といいながらも、採り得るあらゆる対策を家族や看病人に指導する。

Kさんは退院して二週間後に、入院中には見られない元気さを一時的に示した。家族は、玄米の効果のおかげと、目を輝かせての看護に励んだ。しかし、その元気さは、ほんの一時的のものだった。それからは一進一退の日々がくり返され、さらに二週間後の、退院して約一カ月後に亡くなられた。

Lさんは、退院させようか、どうしようかと、家族が親戚などと相談して迷っているうちに、病院で亡くなられた。

Kさん、Lさんに共通しているのは、永年にわたる栄養過多の美食と、さらに、さまざまな栄養保健剤や健康食品、それに化学薬品の信仰である。あれがよい、これがよいと聞けば、ほとんど何でもかんでも、重複して摂取するというありさまであった。正しい食も食事もあったものではない状態であった。

私は、Kさん、Lさんを病院にも見舞い、自宅にも数回訪ねた。どんな食生活や食事をしていたのか、それを知っておきたかったから。生活法の一端を見れば、業病の原因の一部分を知ることもできる。お二人の家族は、まさに「癌」という文字どおりの生活ぶりの様子がうかがえた。家の内にも、身体の内にも、毒素となるような品々を山と買いこみ貯めこんだような生活ぶりであった。

六カ月間の「正食医学講座」中に相談され、治療指導した症例は、ほかにもまだある。それらは二十日以内で治ったり、多少の時間のちがいはあっても短期間で治っている。それゆえ、ここでは省略する。

大森が、自ら修業の意志も含めて、十日間とか二十日間の期限ぎめで行った難病治療指導は、はるかにきびしく激しく、それだけに劇的なものであったはずである。それらについては、彼の講演録テープで知ることができる。それゆえ、ここでは、私自身が実際に確認した最新の症例を記した。私は、大森が指導して二十日で治った人々を、当時とその後の様子を確認するための追跡をしてみたかった。しかし、十数年前のケースには、すでに故人になっていたり、住所が不明だったり、追跡が困難なことがわかった。そして、なによりも私自身に、十分な追跡を行うだけの時間と金銭のゆとりがない。そこで、さほど劇的な症例ではないが、最新の「正食医学」講座での治療指導の中から参考例を引用したわけである。

無双原理の尺度から

「正食医学」は、無双原理（ＰＵ）を活用する、玄米正食による医学である。無双原理を活用しなければ正食医学になり得ない。

大森は、無双原理を、自由自在に用いる。私達は、その用い方を、正食医学講座で学ぶことができる。

私は症例としてＡさんからＬさんまでを記した。その中から、ＧさんとＪ君を、無双原理で観るとどういうことになるか付記してみたい。

・Ｇさんについて

すでに書いたとおり、Gさんは玄米をしっかり食べるようになって、血液状態がかなりよくなった。安定もしてきた。こうなると、医師も家族もホッとする。そして、誰よりもGさん自身がホッとする。ホッとすると気がゆるむ、気がゆるむと卑しい食欲がムクムクと出てくる。アレを食べてみたい、コレを食べてみたいと、記憶の底に付着した邪食への欲望が誘惑する。この欲望（食欲）を、どう扱い、どう処理するか、どう処置できるかが、実は大問題なのである。

いま、ほとんどの医師は、ほとんどの場合、なにを食べてもよいと答える。栄養が十分にあって、バランスのとれた摂り方をするなら、なにを、どう食べてもよいと病人にも家族にもいう。昔は病気ごとに、食べてよいものと、よくないものを注意したり厳禁する医者が普通だった。食べものと身体と病気の関係がおおまかにでも理解されていたからだろう。それが、強力な医薬品の開発と大量使用によって、飲食物の適、不適など問題ではなくなった。食べものの薬効などは化学薬品の効果にくらべれば微々たるもの、という考えからか、なんでも食べさせるかわりに、強力な薬を大量に使用する薬漬け医療となった。

「食は命なり」の思想にもとづく医療は、薬漬け医療によって追放された。薬漬け医療の本質は生命《いのち》より薬を優先している。患者の生命より、薬品会社や薬品産業の利益を優先させている医療といえよう。

Gさんの場合、医師も家族も、Gさんが一進一退をくり返す原因と理由がわからない。Gさんの病状の変化を観てみよう。

Gさんは、血液状態がよくなって安心して気がゆるむと、発病する以前に大好物だった洋菓子や、アイスクリーム、輸入果物などを食べたくなる。医師も家族も、そういう食欲が出てくるのは元気がもどりつつある証拠とみなして、家族はよろこんで与えていた。すると、その後は、すでに書いたとおり、きまって病状の悪化となる。食欲はなくなり顔色は悪くなり、血液検査をすると、血液状態も悪化している。悪化を防止するための抗ガン剤、栄養剤の点滴、さらには輸血が行われる。それらが行われると、食欲はさらになくなる。食べられなくなると、医師も家族も、いよいよダメかと観念しだす。

しかし、Gさんの体内では猛烈で懸命な生への活動が行われているのである。Gさんの食欲を減退させ、食べられなくするのは、自然治癒力による回復能力の強制命令にほかならない。陰陽無双原理で観察すると、つぎのようなメカニズムになる。ここでは血液中心に説明する。

血液を陰陽無双原理で観る場合、血液に二種類の血液があるとみなす。陰性の血液と、陽性の血液と、二種類である。

陰性の血液には、さらに陰性、陽性があり、陽性の血液にも、その中にさらに陰陽の血液があり、それらの陰陽は、また、それぞれにさらに陰陽があるという具合に、陰陽はどこまでも微分される。しかし、それを行っていたのでは現代科学と同じになってしまう。無双原理はマクロの全体、総体を観察する技術だから、ミクロ化は科学にまかせる。

さて、陰性の血液とはどういう血液か。私は学者ではないから、学術的な表現による説明はできない。ごく平凡な表現をご了承願いたい。

血液の総体が、うすくて、弱くて、こわれやすい、しかも熱に乏しいつめたい性質なり傾向の血液は、総じて陰性の血液とみなす。「うすい」「よわい」「こわれやすい」「つめたい」などの特質は、無双原理では「陰性の特質」と定めている。それゆえ、この性質なり傾向をもつ血液は、陰性の血液と定めてよい。これとは反対に、「濃い」「強い」「こわれにくい」「熱い」「あたたかい」などの特性は「陽の性」と定めている。陽性の血液とは、総体的に血液が濃く、熱力があって、強く、こわれにくい性質なり傾向の血液と解釈してよい。このことは、赤血球のみをとりあげて観ても同じである。活力の旺盛な赤血球の方が、活力の乏しい赤血球よりも陽性と判断してよい。

ことわっておくが、「陰陽」は、「善悪」や「正・不正」をあらわしたり判定したりするものではない。陰も陽も、悪でも善でもない。「善だ、悪だ」「正しい、正しくない」の判断は、人間が自己中心のモノサシで仮定したことで、「陰陽」は善も悪もないことを、くれぐれもことわっておく。ただし、自己中心の人間の判断基準（モノサシ）でなく、大自然の法則、宇宙の秩序を判断基準にしての「正しい」「正しくない」の判断、「善悪」の差、ちがいがあるのはいうまでもない。「正食」とか「正食医学」は、宇宙の秩序に照合した「正しい」思想と哲学と科学を継いでいる。

さて、血液に陰陽があるというのは、食べもの、飲みものに陰陽があることにほかならない。飲食物に陰陽があるから、それを飲食する結果として、陰性、陽性の血液がつくられて出てくる、と考えるのが順序である。日常、陰性な飲食物を愛好すれば、陰性な血液の陰性体質となる。陽性な飲食物を愛好すれば、陽性な血液による陽性体質となる。これらは、ごくあたりまえの、ごく自然な道理にすぎない。

それでは、陰性な飲食物とはどういうものか、陽性な飲食物とはどういうものか。

陰性な飲食物とは、冷やすはたらきをし、水気が多く、溶かし、うすくし、散らし、のばし、ひろげるなどの働きをする傾向をもったものをさす。代表的なものとして、砂糖、酢、アルコール類、酵素類、油脂、化学調味料類、化学添加物のほとんど、ほとんどの医薬品、ほとんどの果物類など。

陽性な飲食物とは、あたたかくするはたらきがあり、水気のすくない、縮めたり固める、濃い、熱い、まとめ、にがいなどの性質や傾向の成分や力をもったものである。その代表的なものとして、火、塩、穀物、塩に圧力と時間をかけた漬物類、火と塩、しょう油などで時間をかけてつくられた佃煮類、天然醸造法による味噌、しょう油などの調味料、海草類、乾物類など。正食では、不要な動物性食品のほとんど。例えば、肉、魚、卵、ハム・ソーセージなどの肉加工食品は陽性な食品である。

陰と陽の中間的な食べもの、飲みものもある。(『食物陰陽表』日本CI協会刊参照)

Gさんの血液状態が好転してきたということは、血液全体の陰陽バランスが安定してきたあらわれである。体調がよくなると、砂糖やクリームやバターをタップリ用いたケーキやアイスクリーム、さらに果物や鮨のようなものが欲しくなる。病気になる以前に、日常愛好していたもの、裏返していえば、それらが病気の原因を形成しているのだが、昔の細胞や体液や体質が邪食の欲求を芽生えさせる。玄米食によって、わずかばかり血液や体液が濃く(陽性化)なったのを不快に感じる旧体制の細胞や感覚が、反攻の機をうかがっている。

主人がどちらの指令に忠実かで、血液、体液は刻々と変わる。Gさんは昔をなつかしがって、ケーキやアイスクリームや果物や鮨の誘惑を断ちがたく、それらを口にする。せっかく陽性化し始めていた血液は、急速に陰性化され、それに抵抗するために高熱反応を身体の本能はひきおこす。高熱にビックリして、医師は解熱剤などを注射する。看護人は氷枕などで頭を冷やしたりする。注射によって血液をさらに陰性化し、外からは冷やして陰性化するので、Gさんは寒気による悪寒状態に陥り、震え出し、食欲はなくなる。食欲がなくなるのは、血液・体液の希薄(陰性)化をこれ以上進行させないための本能のハタラキなのである。本能は、Gさんの食欲をそぐことによって、血液、体液の濃縮(陽性)化をはかる。血液・体液から陰性成分が排除されるに比例して、元気はよみがえり出す。

そして、食欲ももどりはじめる。この時に、玄米スープや玄米クリームの一服は、健全な陽性化の促進に、非常な効能を発揮する。奇跡的な効果をもたらすことも多い。断食や絶食や少食がグッド・タイミングで正しく行われる場合、身心の健康に特効をあらわすのは、それによって、胃腸をはじめとする内臓や諸器官の大掃除ができるということとともに、血液や体液の陰陽度を正常に回復させるのに顕著だからである。

Gさんを生かしている本能は、一刻も休みなく一刻もはやく、血液を正常な陰陽度にしたいとはたらいている。それなのにGさんの欲望は、Gさんの肉体を構成している細胞の陰性勢力が根強く支配をしていて、陰性化へ陰性化へと誘惑する。医師も家族も、Gさん自身も、もしも、もっとはやく、「食べものの陰陽」や「血液の陰陽」や、「体質の陰陽」、「食欲のこう進と減退の陰陽」、「断食、少食、空腹、満腹の陰陽」など、身近な生活の陰陽理論を常識にしていたなら、はるか軽症のうちに健康をとりもどせていたはずなのである。これらの基本的な生命の常識を、現代の教育は欠いているので、効果のないムダな努力と浪費をくり返しつつ、死への道をたどることになってしまう。

私は、お母さんに、Gさんにガン告知をすべきであるとすすめた。Gさんが邪食の誘惑に負けるのは、食べもの、飲みものと血液の生命生理の原理を知らないからでもある。血液の生理を正しく理解すれば、邪食などとてもできなくなる。ガンを告知するとともに、食べものと血液の関係をGさんによく理解させる。これが看護者の真の愛情ではないか。ガンを告げられて、そのショックで生きる希望や力を失う患者もあるかもしれない。告げ方に工夫が欠けると、そうなりかねない。ガンを告げるのも、陰陽無双原理の実力の発揮どころ。お互いの課題である。

私見を述べるなら、病人には病人の責任がある。病人は、医師や看護人以上に、自分自身にきびしくなくてはならない。病人を甘やかしつつ病気を治してやる、などというのはとんでもない。慰安し励ますということと、甘やかすということはちがう。甘やかしておいて、病気を治せるものではない。自分自身にきびしく対するには、真実を知っておかなければならない。真実を知らなくては、病いに対する正しい覚悟はなされない。病いに対する正しい覚悟や、生死に対する覚悟の定かでない者を、医療技術や食物以外の便法で生かしておくだけというのはおかしなことではないか。乳幼児や思考力を失った老人や、思考判断に機能障害を有する病者などの場合はべつであるが。

政府も医師会も、健康は自分で守ろう、病気は自分で治そう。そうした掛け声で指導している。そうであればなおさら、病人に真実を知らしめ、実態や実情のきびしさを理解させておかなくてはなるまい。病人を無知の状態にしておいて、自分でも治そう、治ろうの真剣な覚悟で闘病生活せよといっても、それでは病人にストレスを与えるだけにすぎない。真実を正しく知らしめて、生死の覚悟を病人自身がしっかりと確認して治病にあたる。これが病人自身の義務であろう。医師や看護人の義務でもあろう。

大森は、「現代西洋医学は病気を治さない。数値合わせ、つじつま合わせ医療にすぎない」と批判する。血圧でも赤血球・白血球・血小板数でも、血糖値でも、肝臓・すい臓・腎臓・胆のうなど各機能値でも、脳波値でも何でも、とにかく健常値に近づけ合わせるための、輸血や薬剤や栄養剤などによる化学療法主体の数値調整医療にすぎない。これは、医療に名を借りた数値合わせ技術競技にすぎず、生命力を蘇生させる医療ではない。

大森の批判は正しい。

人体における生命波数値は、たとえどんな重病人であっても生あるかぎり、本質的には自然生命力・自然治癒力・自己回復力に依存して表現されてくる。それを、現代医療では数値を正当化せんがために、自己の医療技術力を正当化せんがために、そうした根本の生命波数値を無視抹殺して、人為的な数値合わせを優先している。現代医学は数値信仰医療にほかならない。

大森は、数値をも重視し大切にするが、なによりも病人自身の生命力を最重要視する治療指導を行っている。

・J君に関する付記

G病院での診断は、再生不良性貧血症。小学四年の時の発病。発病時は一カ月間ほど入院、その後定時通院しながら通学。治療結果は一進一退のくり返しであった。五年生になった時、玄米食を知る。玄米を食べ、病院の治療も定期的に受けて、四年生時代よりは好転して元気になってきていた。それが夏休みが終わって二学期最初の登校した正午近く、貧血症状をおこし教室で倒れてしまった。

救急車でG病院に運ばれ、血液検査の結果、白血球が異常に増加していた。輸血と栄養剤点滴による応急処置が行われたのはいうまでもない。登校と同時になぜこのような急激な変化となったか、医師と家族とで原因の追求がされた。その結果、つぎの二点が明らかになった。

（その一）学校（市教委）では、新学期を迎えるに当って、教室内の天井・壁・床の塗装工事を行った。J君の教室の塗装が行われたのは新学期のはじまる前々日のことで、塗料（揮発性物質＝陰性）の匂いが教室に充満していた。塗料溶剤の揮発性物質が、眼、鼻、のど、気管支、肺によくないことは知られている。しかし、それが血液にまで想像以上に悪影響を与えることは意外と知られていない。

J君は、モロに、その影響をこうむってしまったわけで、揮発性物質は、放射性物質ほどでないにしても、陰性（遠心・拡散・希薄力）の強い性能のものである。陽性な人体組織や血液に吸着、吸収、結合しやすい。健常者なら吸引しても、中和し排泄し、陽性回復がはやく病状に至らずに済ませても、J君の場合はちがう。この刺激や吸収された成分がヒキガネとなって、血液の陰性化を加速し、病症の悪化を促進することになってしまう。

（その二）J君は夏休みの工作に、家で、プラスチックの模型細工にとり組む日が多かった。接着剤やシンナーなど揮発性物質に接する機会の多い日々を過ごしている。両親は、この種の工作は、刃物などを用いるのとちがって怪我による出血の心配はない。J君自身も幼い頃からプラモデル工作を得意にしていた。親の目のとどかない外での遊びや運動より安全で、頭脳の強化にもなる。出血するとなかなか血の止まらない体質を、両親は配慮してのことであった。担当医と両親は、J君の今回の急変はこの二つが直接的な原因だろうということになった。玄米食で順調に安定していたので私もそれ以外の原因を考えられない。

このことがあってJさん一家は、たんに飲食物だけでなしに、生活全般に注意するようになった。生活全般を陰陽の無双原理で観察するようになった。食事も、ただたんに玄米食をしているのではなしに、玄米正食へとジャンプした。J君は再び元気をとりもどした。

それにしても、J君も家族も、またJ君を担当している主治医もだが、みな思いがけない加害者だったわけである。だれひとりとして、J君の病状を悪化させてやれ、などと考えたわけではない。学校も市教委もJさん一家も、みな子供達（生徒）によかれと願って行ったことだ。それが、思いがけないところに、思いがけない危険が待ちかまえているものである。文化的という在り方自体を問い直さないと、文明とか文化という名のもとに、人間はみながみな加害者や殺人者になりかねない。人間は動物に劣るどころの問題ではない。

私がJ君のこの件を付記したのは、折りから朝日新聞（昭和63・4・3朝刊）ほか各紙に、つぎの記事を見たからでもある。自然を排する虚飾的な文化的生活様式や人工的環境が、それ自体病気の発生源や原因になっている。J君の再生不良性貧血症とも関連するので、記事の全文を掲載しておこう。

難病の再生不良貧血　毛染め使用と関連？　厚生省調査　業界も「注意」に追加

毛染めを使うことによって、国の難病に指定されている再生不良性貧血を起こす可能性があることが、厚生省の「染毛剤の安全性に関する研究班」（班長、塚田理康・虎の門病院血液学科部長）の調査で分かり、七日から京都市で開かれる日本血液学会で発表される。業界は厚生省の指導を受けて、貧血傾向の人は、染毛剤の使用に気をつけるよう、注意書きに書き加えることにした。

毛染めで再生不良性貧血が起こったとする報告も出てきたため、厚生省では三年前から安全性の調査をしてきた。研究班では血液の専門医のいる全国百九十七施設を対象に、毛染めを使用中に造血障害を起こした患者がいるかどうかアンケート調査し、九百六十人の患者が報告された。

このうち、ほかに薬物を使っていない患者を選び出し、毛染めをやめたら再生不良性貧血がよくなったか、再び使用したら悪化したかどうかなどを考慮に入れて、毛染めと再生不良性貧血の因果関係を調べたところ、全体の約二％に当たる十九人が毛染めとなんらかの関係があるのではと判定された。また、毛染めをやめさせたり、やめさせた上で治療を行ったところ、二人が治り十四人の症状が軽くなった。

再生不良性貧血は、骨髄の造血能力が弱まって貧血を起こす病気で、先天的な原因のほか、クロロマイセチンやベンゾールなどの薬剤や、放射線で起きることが分かっている。約五千六百人の患者が確認されており、重症者には骨髄移植の必要があり、数カ月で死亡することも多い。

このほか学校建築などに多用されたアスベスト(石綿)が肺ガンの原因のひとつとして明らかにされた。アスベストがなぜ発ガン性物質か、このことについては学問的にも解明されてのことと思うが、陰陽無双原理によっても説明できる。アスベストに関しては使用禁止が実施され、公共施設からの排除作業も行われつつあるので、改めての説明は省略する。

こうした例にみられるように、官産学が一体となって、安全性に関しては絶対に心配はない、危険はない、と公言し公約して推進されてきたことごとくに、時間の経過とともに重大な悪結果が生じてきている。しかも、それらに対しては、その当初から幾多の警告が多分野にわたる有識者からすでに成されているのである。官産学は、国民の健康と生命の安全を、本心では願っていない。本心はべつなところにある証拠ではないか。こうしたモノゴトの中で、いま最大の超緊急事は、〝核廃絶〟である。原発に関しても、官産学は、安全性に不安も心配もない、絶対大丈夫の太鼓判をおす、と公言し公約しつづけて今日に至っている。

アメリカやソ連やフランスでの先例はどうだ。危険なることこの上なく、絶対大丈夫などとは言った覚えはないなどと、状況と態度の変貌ぶりはどうだろう。明らかな憲法違反である。憲法違反よりなにより、宇宙の秩序違反なのである。これらの宇宙の秩序違反に関して、私は拙著『「元気」の革命』で指摘しておいた。〝地球生態系は核開発の場ではない〟こと、核物質および核廃棄物は、どこをどう旅して人体や生物の組織や細胞を狂わせていくか、そうしたことを無双原理で考察した。関心あるひとはご一読の上、ご批判を願いたい。

考える＝神にかえる

大森は、一九八四年四月のある座談会で、つぎのようなことを述べている。

「科学がさらに進歩して、人工でつくったDNAと天然でできたDNAとをきちんと比較できるようになると、人工と天然とではラセンの形が違うことに気づくだろう」と。

現代科学は、すでに、このへんに到達したことだろう、と私は推測する。利根川進博士の研究が認められたということは、このへんの研究に接近しているからであろう。大森は、その専門研究者ではないにもかかわらず、見えない世界を見ている。桜沢は見えない世界を見る魔法のメガネを〝無双原理〟として私達にのこしてくれた。大森は、それを、使いこなしつつある。

見えない世界があって、この現世という見える世界は存在している。べつの表現をするなら、見えない世界が見える世界を造っている。私達の世界は見えない世界の力で造られている。〝真空〟というべきか、〝空〟というべきか、〝無〟というべきか、絶対無限というか、無限絶対の世界が、私達のこの有限現象の世界を生み出した。もっと身近なくだいた表現をすれば、目に見えない天然自然の力が、目に見える万物万類（人間も含む）の世界を造っている。これは厳然たる宇宙の秩序であり、生命の秩序である。

科学技術をもった人類は、この真理を無視し否定しはじめた。天然自然の造化力より人工の方がすぐれていると、自己讃美と自己優先の人間中心主義になった。

桜沢も大森も、これを戒める。

見えない世界のコトバをきく耳をもてば、「信じる」ということがいかに危険かがわかる。「信」という文字と言葉は、人《ヒト》の言《コトバ》で成り立っている。人の言葉は変わりやすい。人の言葉は自己を正当化する道具になりやすい。自分に有利で、自分を正当化してくれる言葉や文字を、私達は信じやすい。見えない世界のコトバや神のと称されるコトバは、一般には、直接に見えも聞こえもしないので、私達は理解もしなければ信じもしたがらない。それらを見聞するとすれば、天変地変の災難などの形態においてなので、自然や神という目に見えないものを人間は敵対視するようになってしまった。

大森は私達に、人の言葉を無批判的に信じてはいけない、と忠告する。彼自身の言葉をも含めてである。桜沢は、弟子がわけもわからず信じ込むことを防止するために故意に間違ったことを教えて、本当に理解したかをテストしたりした。大森は、信じずに批判せよ、と教えている。批判するには思考せねばならない。桜沢は〝考える〟ことを尊んだ。〝考える〟ことは、

〝神にかえる（カミガエル）〟ことだと説き、神に近づく判断力を体得するために、「玄米正食」と「無双原理」をのこした。彼は〝考える〟目標を、〝最高判断力〟への到達とした。それは〝神にかえる〟ことにほかならない。

桜沢も大森も、〝信じる〟ことと、〝考える〟ことの違いをきびしく教えている。

人の言葉は、自分を正当化したいがためにコロコロと変わる。時代とともに変わる。環境とともに変わる。その時々の心とともに変わる。時々刻々に変わる。それらを信じこんでいると、とんでもないことになる。現代は、信じるとはダマされると同義語である、と解釈しておいたほうがよいくらいだ。うまく信じさせることは、うまくダマすことであり、拝跪させることはロボット化・奴隷化・家畜化することと同じといえる。

科学文明時代の言葉や行いが、いかに信頼しがたいか、最近の実例からいくつか指摘しておこう。いかにこの世は虚偽に満ちているか、私達はしっかりと考察しておかなくてはいけない。

【その1】「資源小国日本の原子力信仰」

拙著『「元気」の革命』に書いたことであるが、資源小国日本の生きる道は原子力開発以外にない、と私は長いこと信じていた。自分でしっかりと勉強して、理解し、納得して、その上で確信して信じこんだのではない。日本の科学技術は世界的に優秀だ。原子は目に見えない極微の質量ながら、石炭や石油や水力などの従来のエネルギー資源などと比較にならない莫大なエネルギーを秘めている。

それは、まるで、日本のために存在するエネルギー資源のようなものだ。このように私は、ごく常識的にムード的に考えていたにすぎない。私と同じように考え、同じように信じこんでいる人は意外に多いようだ。もしも、ごく常識的な説明とムード的な宣伝をしたのちに、原子力開発についてのアンケート調査を行ったなら、過半数以上は原子をエネルギー資源にすることに賛成するのではなかろうか。

しかし、それは、原子と原子力を真に理解しての賛同ではない。原子と原子力の実相をかくしだてなく納得いくように説明されれば、賛同者は激減する。このボンクラな私でさえ、玄米正食と無双原理と正食医学によって、拙著に書いたように「地球生態系は核開発の場ではない」と叫ばざるをえなくなったのだから。核の真実を公正に知らしめさえすれば、ほとんどの人々は核開発の不正を理解するはずである。国民のほとんど、人類のほとんどは知らしめられず、教えられずに、ただなんとなく信じこまされている。

核の平和利用なんてことはあり得ない。どのような形でにせよ、地球上で、自然界での原子転換以外に、人為で核をサラシモノにするのは、戦時、平和時にかかわらず、広島・長崎のあの惨劇の再演にほかならない。どんなもっともらしい口実や名目をとろうが、この地球上で人間の手で核を作動し行使することは、核に広島、長崎のように暴れてくれといい放つのに等しい。悲劇を短期に鑑賞・賞味するか、長期にわたって味わうかの時間的なちがいにすぎない。

エネルギーとしての核だけではない。遺伝子工学だ、バイオ産業だと称する世界での核に関しても同じである。

原水爆のような核兵器としての核開発は危険だが、平和産業での核開発はすこしも心配はないと、推進者達は主張しつづけている。心配や不安や誤解をなくすためにも、人類の繁栄を確保するためにも、積極的に開発しなくてはならないというのが原子力開発推進グループの一致した主張である。特に原子力発電（原発）は絶対安全をモットーに、何ら心配も不安もないと主張しぬいて、幾多の良識的な反対者を国賊よばわりまでして発進した。

それが、現在はどうだろう。アメリカ、ソ連での原発事故例を改めてとりあげるまでもなく、わが国でもかくしきれない事故が頻繁にあらわれてきている。政府や地方自治体では、不慮の事故が発生した場合を想定して、その対策として緊急避難マニュアルを準備しはじめた。「備えあれば憂いなし」と、住民への思いやりを誇示するかのように、コトのスリカエで正当化をはかっている。原発を天災同様とうけとめさせる訓練を強制するかのように、常識のスリカエを狙っているとしか考えられない小手先の対策である。絶対安全などということは、この世に在り得ないのに、それをあえて幾度も幾度も絶対安全と公言しぬいてきたのではないか。

絶対安全というのは一〇〇%以上に安全という意味に私は解釈している。絶対安全なら、住民の緊急退避を想定してのマニュアルなど、不要ではないか。だが、チェルノブイリ事故の教訓を無にしない住民保護を考えてのことと言いわけしている。絶対安全なら事故は絶対あり得ないはずなのではないか。

また、核廃棄物処理や処置などに関しても、絶対に安全なのであれば、なにも反対の多い住民地域に、補助金などの名目をつけて税金のムダづかいまでして強行しなくても、広瀬隆氏の書名どおり東京のまん中に原発をつくり、各企業ビル内や国会内や国立大学構内などを、まずそれらの用地や処理場に率先して提供してみてはどうか。

〝絶対安全〟がなしくずし的に安全でなくなり、〝危険でも文化的生活のためには仕方ない〟のアキラメにスリカエられ、やがて〝絶対危険〟から災厄が現実となる。強者は、これまでいつも、スリカエという手段によって弱者に危険と犠牲を押しつけてきた。弱者の犠牲の上に彼らは栄えているのである。弱者の犠牲の上に、彼らは甘い汁を吸っている。それがこれまでのシキタリであり、シクミであった。

しかし、核開発によって生じる被害には、弱者も強者もない。強者の思考法は旧態然として、弱者をイケニエにすれば難はのがれると思いこんでいるかのようである。原子炉を管理するのも、原発所内で作業するのも、廃棄物を処理したり運搬したり、原子炉を修理したり解体したり、もっとはじめにさかのぼって、ウランを採掘したり、その資源地を強制立退きさせたり、これらすべてみな、弱者の生命の犠牲とひきかえに行われている。〝絶対安全〟という表現は、〝強者にとって絶対安全〟という一時代前の観念によるものにすぎない。

〝絶対安全〟などという人の言葉は、いまや、いかに信用するにあたらないか、核開発における一例である。

「信ずる」ことについての桜沢の一文を付記しておこう。

「信ずる、と云うコトわ、自分で神にかえるコトのできないモノ、自分が神であることを知らないモノ、つまりヒハン力のないドレイの道であり、ドレイの生き方である。『ただ信ぜよ』わ、ダカラ、『ただドレイであれ!』『ドレイわドレイらしく生きろ!』と云うコトだ」

(『平和と自由の原理』)

【その2】　大森は、「現代医学は病気を治さない」と評した。そのことは前章で述べた。医学者達は、「そんなことはない」と反駁したいことだろう。しかし、「そんなことはない」どころか、現代医学は病気を治すつもりで病気をつくっている。その実例を最近のニュースから引用しておこう。治療が病気の原因をつくり出していたというのは、その治療に用いられた薬や放射線や施術法について、発明者も考案者も施療者も、それらと生命の秩序との関係と関連性にまったく無知なことを表明している。

一九八八年四月十五日の朝日新聞（夕刊）はつぎの記事を掲載している。

「肺がん」発生の仕組み　染色体欠損が関係　ガンセンター室長らが発表

がんは『がん遺伝子』が悪さをして引き起こされるという考え方が強かったが、肺がんの組織では、がん遺伝子の働きが活発になっているケースはむしろ少なく、逆に染色体の一部が欠けているケースが圧倒的に多いことを国立がんセンター研究所の横田淳がん転移研究室長、寺田雅昭分子腫瘍学部長らが突き止めた。十二日から京都で始まった国の対がん十カ年総合戦略事業の第一回国際シンポジウムで発表した。

横田さんらは、五十三人の肺がん患者から手術で切り取った組織を使い、がん遺伝子を調べた。その結果、この遺伝子が増えて働きが活発になっていたのはわずか七人（一三％）だった。

一方、染色体の一部が欠けているかどうかは四十七人の組織について調べた。その結果、肺がんの中で最もたちが悪い小細胞がんの患者では、第三染色体、第十三染色体、第十七染色体の一部が欠けている割合が一〇〇％、九一％、一〇〇％と、極めて高かった。腺がんでも第三染色体の欠損が八三％にみられた。

小細胞がんの患者は、手術の前に放射線や抗がん剤による治療を受けていることが多く、その影響で染色体の欠損が起きることも考えられる。しかし、これらの治療を受けたことがない人でも、同じように染色体の一部が欠けていた。

肺がんの組織では、染色体の一部が欠けているという報告はこれまでにもあるが、これだけ多くの染色体で欠損があることを見つけ、がんとの関係を明らかにしたのは初めて。

また、子どもの目の網膜に生じる網膜芽細胞腫という遺伝子のがんでは、第十三染色体の一部が欠損していることが多い。

横田さんらのデータは、染色体の欠損ががん発生の仕組みに深く関係していることを裏づけたものといえる。

横田さんは『染色体の一部が欠けた部分には本来、がんの発生を抑える《がん抑制遺伝子》があり、この遺伝子が失われることによって、がんが引き起こされることもあるということだろう』といっている。（傍点は筆者）

治療のつもりで用いた放射線や抗ガン剤が、まだそこまで研究がおよんでいなかったとはいえ、染色体の欠損を生じさせ、小細胞ガン患者をこしらえていたらしいとは、これでは治すどころか、さらに複雑なむずかしい病気を生み出していたことにほかならない。病気を治さない、治せないどころか、病気づくりの医学といわれても仕方なかろう。

これらは、放射線の本質がどういうものか、抗ガン剤の本質がどういうものか、これらを知らないために派生する医学ミスにほかならない。桜沢も大森も、放射線や抗ガン剤が、第何番の染色体をどういうふうに、どの程度欠損するとまでは予言していないが、これらが、ガンを治すどころか、ガンを発生させたり増大・増殖・転移を促進させることの方に役立つことを、かなり以前に指摘し、予言している。無双原理で放射線や抗ガン剤を考察すれば一目瞭然のことである。

同じ桜沢の教え子の一人である牛尾盛保は、ガンではないが、その他の医原病を指摘している。結果がどうなるかわからない医療を、現代医学は最新治療薬とか治療法と称して行っている面が強い、患者はモルモットなのである。そのように見なされる例が、あまりにも多い。医療裁判の判決理由に、その時期、その段階ではわが国の医療技術はそこまで予見できる状況になかった、という意味の主旨説明をきくことが多い。これらの判断も裁判官の低判断の表明にほかならない。無双原理でなら、科学技術がそこまで進歩していなくても、そうしたコトの正否や危険性や危機の有無を予見することなど、いとも簡単に成し遂げられる。

染色体を損傷するのは、放射線や抗ガン剤だけではない。現代科学技術がつくり出しているほとんどのもの、たとえば化学薬品類はいうまでもなく、加工食品用化学添加物類、化学調味料類をはじめとして飲料用水中にも、大気中にも、地中にも、日常生活用品中にも、ありとあらゆるところに存在している。医学のみが悪いわけではない。利潤最優先経済社会の文化生活を求める文明人全体が、染色体の損傷や欠陥をつくり出している。この時に、医学が現代文明の欠陥を解析し指摘して、社会をも人間をも治療するのならともかく、医学と医療が社会にも人間にも奇病、難病づくりの原因者になっているのは、困ったものだ。根本的な間違いを現代医学は行っているのではないか。〝……ないか〟どころではなく、根本的な大マチガイを犯しているのである。

【その3】 大森は二十数年前から、日本人には「牛乳無用論」を唱えてきた。「宇宙の秩序」は、動物は植物によって生命を授かり、植物を食して育ち養われる。動物の食物は植物が原則で、これが「食の秩序」である。動物が動物を食し、人間が動物を食すのは、根本的にまちがっている。大いなる秩序違反なのだ。犯罪行為とさえいえる。

ヒトが動物の肉を食べ、動物の乳を飲むのは、「宇宙の秩序」「生命の秩序」「生態系の秩序」「食の秩序」など、生命と生物の根本的な秩序の踏みちがえである。牛乳は子牛のためのモノで、ヒトのためのモノではない。この理由のほかに、私が大森から聞いた理由の中で特に印象にのこっているものに、〝乳は血液が変化したモノ〟というのがある。

牛乳でも、山羊乳でも、人乳でも、乳は母親の体の血液が植物化されて白濁液となった。母乳は、子に与えられるためには、できるだけ植物化される。これが母体内で行われる自然の生理であり摂理だというのである。

母という動物体の陽性な赤い血液をそのまま飲ませては、動物が動物食させることになる。これでは宇宙の秩序に反する。生命の誕生に違反はあってはならない。違反があれば新しい誕生はあり得ない。神（宇宙の秩序）は、動物の食べものは植物ないしは、植物性のものでなければならないことを、母乳にも示し教えているのである。

このへんのことを『母乳』（山本高治郎著・岩波新書）はつぎのように記述している。

「初乳は、乳汁というよりは血液に近い組成をもっているとしばしば言われてきましたが、まさにそのとおりです。初乳は生きている。血液と同じように生きていると言っても誇張ではありません。母乳のもっている機密を最も多く秘めているのが、出産後七日間くらいの期間分泌される母乳、つまり初乳です。初乳は、出産後第一日、第二日と日を追って成分が変化してゆき、次第に成熟乳に移ってゆくのです。ここでは便宜上、分娩後七日までの母乳を初乳、その後十四日までのそれを移行乳、その後のものを成熟乳としておきますが、明確な境界を設けることは不自然なのです」

この記述は、母親の血液が段階を追って植物化される模様を示しているのにほかならない。この変化は離乳に至るまで、それはまるで計算されぬかれた以上の神秘さで、完全な植物性の食性に移行できるように、母乳成分は塩梅されていくのである。陰陽記号で表示すれば、血液の陽性（△）から陰性（▽）化である。したがって離乳食は、植物のなかでもっとも陽性（△）な穀物から入るのが道理にかなった自然な移行になる。

血液が母乳となることを示唆するつぎの記述もある。

「初乳を『生きた液体』と呼ぶことができるもうひとつの理由は、その中に生きた細胞が存在しているという点にあります。生後何日目の初乳が調べられたかによってその細胞数は違いますが、生後二、三日の期間は一立方ミリメートルについて四〇〇〇から八〇〇〇の細胞が存在します。ごく少数の脱落してきた乳管壁由来の上皮細胞を除けば、他はすべて白血球です。分娩後一―三日の間の初乳の単位体積中に存在する白血球数は血液のそれとほぼ等しいのです」

この記述は、千島・森下学説の血液の逆転化に相当する。無双原理の「色」の陰陽判定は、陰陽表を参照されたい（二四三、二四四頁）。動物（△）の血液（△）が植物（▽）性へ逆転すると、赤（△）色は変じて白（✡）へと移行する。植物がもつ緑色（▽）や紫色（▼）へまで移行しては、乳児へ与えるのには陰性になりすぎて害となる。そこで白色の陰性度で、陰性化は調整されている。生命の神秘というしかない。乳汁の白濁化に関して『母乳』にはつぎのように記されている。

「乳汁が純白に見えるのは、脂肪が微小な細球となって均等に分散し、それぞれの微小細球が乱反射することと、カゼイン分子が集合してミセルという名の微粒子を形成し、同様に光を反射するからです」

乳汁には脂肪が多い。なぜだろうか。これも陰陽でみれば、血液を植物化するための逆転化にほかならない。三大栄養素の陰陽は、脂肪（▽）、蛋白（✡）、炭水化物（△）となっている。母体内の血液段階では糖分（炭水化物）と蛋白が主組成分であったのが、陰性（植物）化をはかるために脂肪への逆転化が行われる。質、外見とも、すべてが植物化への作業にほかならない。乳汁は乳房の腺細胞でつくられる。ヤヤ長い引用となるが、貴重な内容なので記しておきたい。

「血液を介して、アミノ酸、ぶどう糖、電解質などの原料となる物質や、その原料を加工するために必要な熱量となる物質（大部分は、ぶどう糖の形で補給されます）がこの細胞にもちこまれますが、ヒトの乳房の腺細胞はヒトの子に最も適切な組成の乳汁をつくる仕事をいたします。その組成を決定しているのもこの細胞がもっている遺伝子情報にほかならないのです。乳汁中のカゼインやラクトアルブミンは、乳汁特有の蛋白質で、同じ蛋白質を人体の他の細胞はつくることができません。ましてウシの乳房の腺細胞が人乳のこれらの蛋白質をつくるなどはとてもできないことです」

これはヒトの乳と牛乳のちがいを述べている。牛乳を飲むな、とまで言っているわけではない。気候風土のちがいで、民族によっては肉や牛乳や乳製品を主食のようにして生活しているところもある。そういう風土に住みついてしまったがゆえの食習慣でもあるが、だからといって、肉食が正しいことにはならない。肉食（動物性食）は、どこまでいっても、根本的には宇宙の秩序に違反なのである。

文明人は、人食人種を野蛮人とみなしてきた。人肉を食ったり、赤い血を飲みすする人を見ると、私達は本能的に恐怖をおぼえるし、悪魔だと見なしたりする。ところが白い血である牛乳に対しては、どうだ。赤が白に変わったにすぎない牛乳を、文明人と自称の人達は競って飲食する。赤と白の色ちがいだけで、片方は野蛮人の悪魔となり、片方は文化文明人と自慢している。色ちがいだけで、これほどの差別はエゴイズムにほかならない。文化文明人は、赤い血を嫌悪して、白い血の牛乳には異常な推奨ぶりである。牛乳を白い血であることを知らないからだろう。わが国では、牛乳を完全栄養食品と賞賛している。政府も産業界も学者も（いわゆる官産学）一体で、牛乳と、その製品の摂取を督励している。

宇宙の秩序に反することに、なぜこれほどに熱心なのだろうか。日本民族を、すなわち日本人の子孫を、みな牛の子同然の人種にしたがっているのかもしれない。

「日本人に牛乳が役立つとしたら、下剤としての効用程度だろう」と大森は説明している。それ以外は、害は生じても益に乏しい、と予告している。

現代日本の実態はどうか。肉・卵・牛乳の栄養食によって、青少年の体位は向上したものの、乳幼児にいたるまで、ほとんどの子供が、見かけだおれで、アトピー性皮膚炎、鼻炎、ぜんそくなど、アレルギー体質、糖尿病体質、成人病体質となっており、さらに白血病や悪性腫瘍にかかり、背骨が変形したり骨折しやすく、近視を始めとして目、鼻、耳、口、皮膚など五感覚器官をはじめ、五臓六腑すべてに虚弱化と病的症状が内在している。これらの子供達がどのような日常生活をしているかというと、そのほとんどは、テレビの前に牛のようにゴロリと横たわって、モグモグとダラシなく飲み食いしながら画面に見とれる人間になってしまっている。

もちろん、牛乳だけが原因ではないが、〝牛乳と卵〟を完全食品と特別に推奨して国家事業化し、わが国古来の伝統的な食生活や風習や習慣を破棄しつづけてきた産官学の責任は大きい。しかも、現在も依然として、この「宇宙の秩序」違反は改められそうもなく、日本の風土と日本人の体質に適さない肉・卵・牛乳偏重の栄養学に基づいたまま推進されている。

しかし、ようやくめざめた研究者の中から、大森の主張の正当性を立証する研究論文が発表されはじめてきた。その一つを紹介しておきたい。

日本有機農業研究会発行の機関誌『土と健康』(No.一六八)は、島田彰夫氏(医博、宮崎大教授)の講演記録「人種とその食生活」を掲載している。

島田氏はつぎのように述べている。

「牛乳の中にはラクトースという乳糖がありますが、この乳糖を分解するためにラクターゼという酵素が必要です。(中略)

ラクターゼを持たない人間がラクトースの入った食べ物を体の中に取り入れた時にどうなるか——。比較的最近、こういうラクターゼを持たない人間が牛乳その他を飲むと、カルシュウムバランスがネガティーブになるというデータが出てきたわけです。牛乳は、カルシュウムとか蛋白の供給源であると盛んに言われておりますが、牛乳をのむことによってカルシュウムがわれわれの体の中に入ってきたときに、他の食べ物によってわれわれの体内に入ってきている他のカルシュウムの一部をも合わせて体の外に出してしまうという問題をこのラクターゼ欠乏症なる人たちは持っているということがだんだんわかってきたのです。こうなると、牛乳の食品としての意味はどこにあるのかと、この辺をもっと考えていく必要があるということになります。このことは私たちにとって、大へん重要な意味を持ってきます」

ヨーロッパのごく一部の人達をのぞいて、人類のほとんどはラクターゼを保有していない。人類は、もともと、牛乳の乳糖を消化吸収するようにつくられていない。牛乳を主食の一つとしてとる必要のある身体につくられたのなら、それを十分に消化吸収する分解酵素も必然的に賦与されていなければならない。それが、そうでないのは、人類のために母牛は牛乳をつくっているのではないということである。特に日本人はラクターゼ欠乏症人種であることを島田氏は指摘している。

さらに島田氏は〝牛乳の飲用と癌死亡率との関係〟を図示し説明している。

縦軸に牛乳、乳製品の摂取量をとり、乳製品に関しては牛乳に換算した量で表示。

彼はつぎのように説明する。

「図1、2のように、一日一、二〇〇gを超える国もございます。横軸は癌の死亡率なんです。こうしてみますと、牛乳を飲んでいない国での死亡率が低く、反対に、沢山飲んでいる国では死亡率が高くなっています。私どもはこれまで一貫して、牛乳を飲みなさいと言われつづけてまいりました。いろいろな食品の分類の仕方がありますが、その中で、第一群に牛乳を入れる分類の仕方さえあるわけです。これは我々の健康を考える上で成功であったかどうか、という問題を含んでおります。

癌の死亡率と豆類や卵の関係を見てみますと、卵もまた完全食品と言われているものなのですが、癌の死亡率とは正に相関を描きます。つまり卵を多く食べるほど癌になる傾向があるということです。ところが豆類については逆に負の相関を描きます。豆類を多く摂る人の方が癌にかかっていないわけです。穀類も豆類と同じように負の相関を描いています。

日本では現在、癌の死亡率が死因の第一位になりました。心臓病が第二位になりました」

なんたることだろうか。いわゆる産官学は一致協同で、牛乳と卵を完全食品ゆえ摂取を義務

図１　牛乳消費量（1965）と全がん死亡率との相関

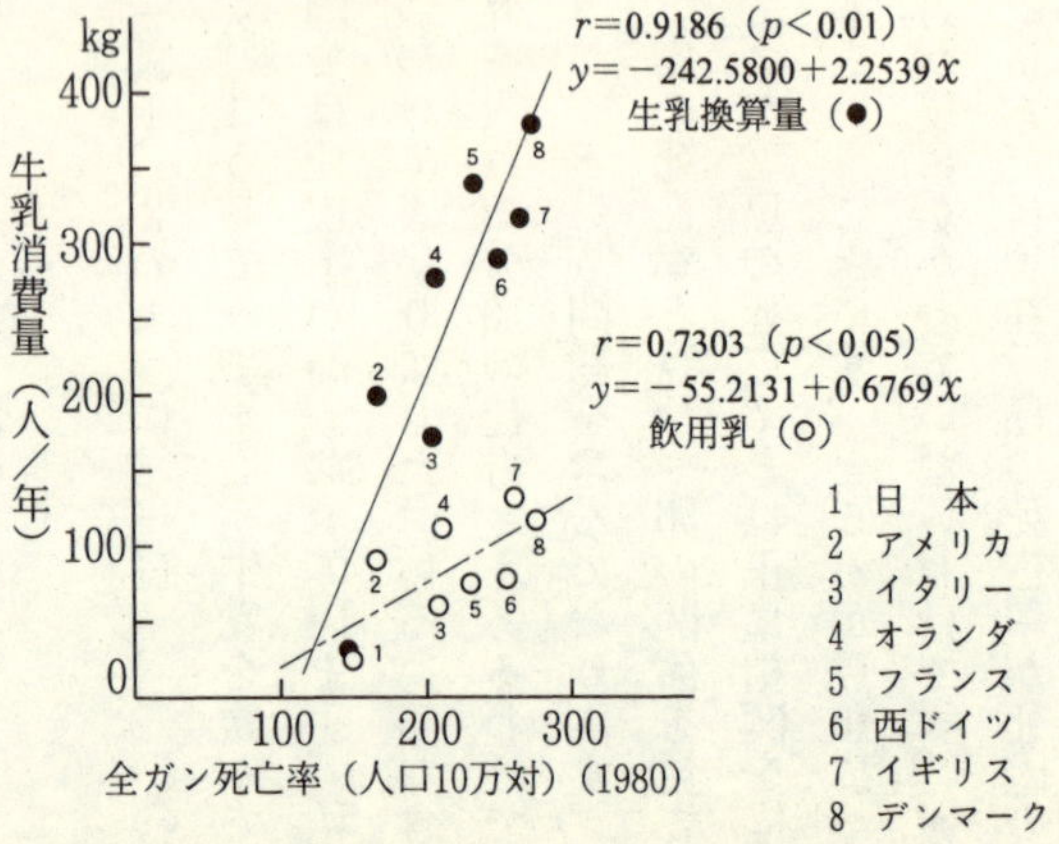

図２　牛乳消費量（1965）と心疾患死亡率との相関

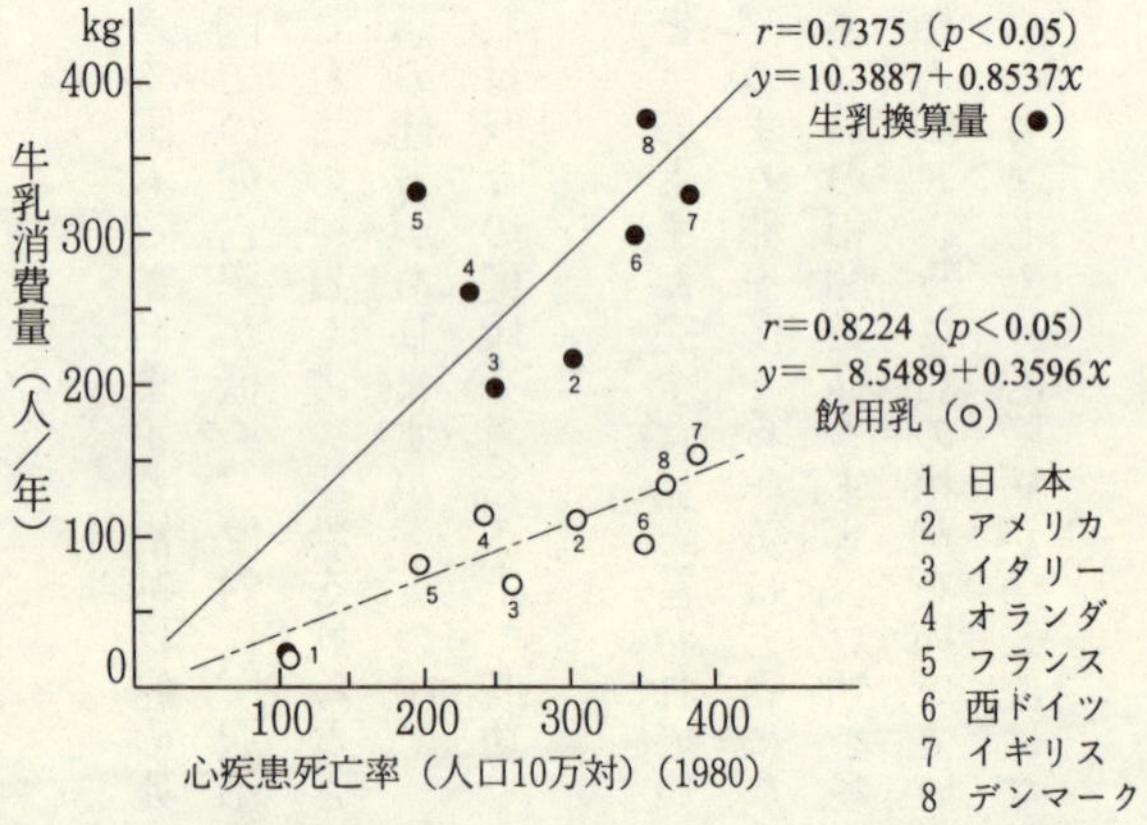

（生乳換算率はバター13.09%，チーズ11.99%）

資料‥日刊酪農乳業速報　資料特集№20.（1982）.国民衛生の動向（1984）

島田彰夫「人種とその食生活」（日本有機農業研究会機関誌『土と健康』No. 168，1986年８月号）より引用

化するほどの熱の入れ方で国民の食生活を指導してきた。これを信用して忠実に守った国民は、カルシュウムアンバランスおよび常時カルシュウム不足、ガン化体質、心臓病、成人病体質者に仕向けられていたことになる。なんということだ。

それも、これも、「宇宙の秩序」に反することは、どんな立派に言おうと飾ろうと、いつか必ず矛盾が露呈して、違反と犯罪性が明白になる。間違いは間違いなのだ。違反は違反なのである。この場合も、犠牲になっているのは弱き国民である。

島田氏は、人類はそれぞれが居住する風土の伝統的な食生活をするのが正しい、と指摘している。これは、石塚左玄をはじめとする桜沢如一、二木謙三やわが国の食養界の諸先人が等しく説いてきた、「身土不二」の思想にほかならない。

牛乳および卵の完全栄養食品信仰が、いかにオロカごとだったことか、私達はこのへんで目を覚まさなくてはいけない。同様なことに蛋白質信仰がある。つぎにそれを考察してみよう。

【その4】「蛋白質信仰について」

細胞はすべて蛋白質でできている。私達の身体は蛋白質でできている。それゆえ、蛋白質が第一番に必要で大切な栄養である、ということから、肉食中心の動物性食品重視の栄養教育と食生活改悪指導が行われてきた。

これに関しても、非常に興味ぶかい貴重な研究報告がある。引用しておこう。

朴応秀（韓国延世大学校卒、アメリカ・カリフォルニア大学内分泌学研究団で内分泌を研究、カナダ・モントリオール大学および実験医学研究所を経たのち、東京大学医科学研究所でカドミウム中毒症の治療法と高血圧症の研究にとり組んだ）は、著書『ホルモン・バランス——不老の不思議——』（米国パーク心臓研究財団発行、発売・実業之日本社）の中で、つぎのように述べている。


「自然の蛋白質を食べて、それが栄養分として分解吸収される自然アミノ酸分子は、必要に応じて自由自在に変形するが、人造蛋白質を食べて分散吸収される人工アミノ酸分子は全く変形しない。これは、人工アミノ酸分子には生命を吹きこむことができないから、生命体である生体の微妙な変化に対応する変化ができないのである。

この点が人造蛋白質を家畜の飼料として使用すると癌が発生する理由である。これはまた癌の原因になるだけではない。同様な理由で他の臓器の病気の原因にもなる。だから人造蛋白質の飼料で飼育された家畜の肉を人間が食用にすることには、もっと深い研究が必要である」

天然自然の蛋白質・アミノ酸と、人造人工のとでは根本的に、本質的にちがいのある例として引用した。現代の一般的な医学者・栄養学者は、天然も人工もたいして変わりないという思考に立っている。薬でも栄養物でも、分子構造や分子式が同じなら天然も人工も同一のもので、そのハタラキや効果は変わらないとみなしている。試験管ベビーも、人工受精牛も、人工野菜も、人工臓器も、人工繊維も、人工ダイヤモンドも、人工頭脳も、その他モロモロ、人工と天然自然とでは、天と地ほどのちがいがあることは明白ではないか。それなのに、こと生命と生命力に関することになると無分別になってしまう。天然自然の生命と生命力と、人造人工の生命と生命力と同じであろうはずはないのである。人造人工の方がすぐれていることなど決してありえない。

牛・豚・ニワトリ・魚などの養殖家畜および果実・野菜などの人工栽培による食べものを摂ることにより、ガンを始めさまざまな奇病が続発している。明らかに病気にかかっている動物や果物や野菜を食べさせられることはないにしても、発病寸前のものや病気体質のものが食糧・食品として供給されている。極端な表現かもしれないが、現代人は病原体を食べているような生活をしている。そういう飲食物と生活を、自ら求めて、それを文化文明と信じているのである。

人工家畜や人工野菜や、人工果物や人工飲料や、人工薬品や人工臓器など、人工でこり固まったガン患者や末期難病人を、二十日で治せといわれてもそれは不可能だ。大森に代って、私がそう答えておく。大森のいう「いかなる病気も二十日で治る」は、宇宙の秩序に随順した、自然にちかい食生活をしてきて、それで病気になってしまったのなら二十日以内で治せるし、治るという意味である。この点をことわっておきたい。

【その5】「ビタミンC信仰について」

ビタミンが身体にとって重要な栄養素であるのはいうまでもない。その中で、ビタミンCはいつも花形選手の観がある。万病のもとといわれる風邪にかかるのも、治すのにも、ビタミンCは大きな役割をはたすし、熱病や出血や、腫瘍や傷を治すのにも、精神をやわらげ安定させるのにも大きなハタラキをする。最近では、ガンの予防や治療や延命効果が注目されて、ますますなじみぶかいものになっている。ビタミンCは大量に服用したり投与されても害はなく、必要以外は排泄されてしまう、と一般的に信じられている。医療においても大量投与は常識となっている。

ほとんどの人は、ビタミンCという表示や表現には、いとも簡単にコロリと全幅の信頼を寄せる。それほどなじみぶかいということだろう。

ビタミンCに関する最新の研究で、ここに重要な研究を紹介しておきたい。放射線や化学物質の発ガン性や遺伝毒性の研究で知られる西岡一同志社大教授は、『食の歪みを正す』(芽ばえ社)という本の中で、たいへん興味ぶかい調査を発表している。同書から引用しつつ説明してみよう。

過酸化水素は発ガン性があることが知られ、一九八〇年の告示で、〝最終(食用)製品からは除去しなければならない〟と定められた。つまり、食品には過酸化水素が残留していてはならない。西岡研究班は、市販されている各種のスポーツ飲料や健康飲料と称される飲料、さらに従来からの清涼飲料やアルコール飲料などをスーパーや自動販売機や売店などから無差別に買ってきて分析実験を行った。その結果、ほとんどのサンプルに過酸化水素が発生していることがわかった。

いったい、どうして過酸化水素が発生するのかと、西岡さんたちは研究をつづけた。その結果、飲料に添加されているビタミンCと金属間のイオン反応によって、発ガン性の過酸化水素が発生することがつきとめられた。ここに添加されているビタミンCは何のためか。

私達は、ビタミンCと聞けば栄養のためと信じている。ビタミンCと印刷されていても同じである。ビタミンCはよいもの、ありがたいものと信仰しているから、ビタミンCと見聞するとすぐにありがたがってしまう。

しかし、この場合のビタミンC添加は、私達の健康のためではなく、酸化防止、褐変防止、風味保持、色素固定、pH調整など、製品の保存をよくするためで、つまり、メーカーの都合で添加されたにすぎない。さらに重要なことを、つぎのように述べているので、その部分を引用しておこう。

「〝天然の果汁からは出ない〟

ビタミンCといえば、もともと、果物や野菜に含まれているもの。では、天然の果物や野菜からもビタミンCが分解して、過酸化水素が発生するのでしょうか。これを調べるために、ビタミンCを多く含む、グレープフルーツ、イチゴ、キウイフルーツ、夏ミカンなどの新鮮な果物をミキサーにかけ、ジュースをつくって調べてみました。ところが、これらの新鮮な天然ジュースからは過酸化水素はまったく検出しないのです。これらの天然ジュースにはペルオキシターゼなどの過酸化水素を消去する酵素が働いているからであることもわかりました。天然のビタミンCも、合成のビタミンCも、たしかに化学構造は同じですが、過酸化水素発生の有無という大きな違いがあったのです。私たちは食品メーカーから与えられるビタミンCではなく、自然がくれるビタミンCを摂りたいものです」（傍点は筆者）

西岡氏は、以上のほかにも、さらに重要なことをたくさん述べている。ここでは、天然自然と人工合成のちがいを示す例題として引用させていただいた。

天然自然の秩序と、人工合成の秩序とでは、見かけは同じでも秩序は逆である。自然と人工はそういう関係になっている。この章の冒頭に大森の言を掲げたのは、このためである。原子力エネルギーだ、遺伝子工学だ、バイオテクノロジーだと称して原子や遺伝子や染色体などを操作し、人工エネルギーや人工生物やバイオ産業を興すことに、現代人類は夢中になっている。それらはすべて、人類の正しい生存とは逆行であることを、私達は理解しておかなくてはいけない。「宇宙の秩序」に反逆し、逆行して成功するモノゴトは一つとしてあり得ない。バカなムダゴトは一日もはやくやめたい。しかし現実は、蛮勇によって推し進められるバカでムダなこと、人類を危機におとしいれる企業や産業や商品や人達が、お金の力だけによって勢力を占めている。自然に逆行することがお金になる政治・経済・産業・文化のシクミに、私達の生活全体が組み立て上げられている。このままでよいわけはない。価値観のモノサシを改革する意識革命を行わないと、人類は滅亡するために生活しているという矛盾から脱出できない。

ホンモノ（本物）とニセモノ（偽物）の見分け方に関して、大森の妻一慧はおもしろいことを言う。

「さあ食べてみてください。さあ食べなさい。さあ買ってください。と宣伝するのは本物でないからです。これらが本物なら、ああ、玄米っていいんですってね、というぐあいに声をかけられ求められてくる。宣伝しなくては見向きされないというのは本物じゃないからです」

自然は宣伝しない。いわれてみると、テレビや新聞や雑誌など、いろいろな方法でコレデモかコレデモかと宣伝しつづけている企業や商品は、どれもこれも、一時的には人間に利便を与えよろこばせはするが、結果的には金をマキあげ、さらに人類を破滅に追いたてているモノゴトばかりである。

そこで、ニセモノの度合を見抜く方法に、宣伝広告費を見るのも一つの方法だ。

政府の一九八八年度の広告予算は、二三五億円である。朝日新聞『窓』欄――論説委員室から――（63・5・21夕刊）は、これだけの費用を使うなら、もっと気のきいたことをせよと意見している。ここでは論説委員氏は、国費が民間宣伝広告会社の利便に浪費されているのを指摘しているのであるが、もっともっと恐ろしいことのために浪費されている。例えば間違った生活法、間違った医療法、間違った教育法、間違った農業、間違った国土開発法、間違った政治など、宇宙の秩序に違反するモノゴトを正当化せんがために、そのほとんどが費されている。

具体的な一例をあげれば、すべての生物生命をも地球生命をもかならず破壊しつづける原子力発電を推進するための宣伝は、百年、千年のマクロの観点で冷静に観察すれば明らかな犯罪行為である。食糧を増産させるために使用させた農薬や化学肥料の比ではないはずである。国と国民の文化生活の安全と福祉の向上をはかるためには、原子力発電は、不可欠の事業であるなどというのはウソ、イツワリで、電力会社の利益優先に国費（国民の血税）を費しているのにほかならない。

同論説委員室は、政府の広告予算に対比して、民間企業からサントリーとソニーを掲げている。サントリーは二二九億円、ソニーは二二三億円と、政府につぐ大口の宣伝広告費を使っている。両社がいかなる企業か、冷静に観察すべきだろう。両社ともこの数年間に、国民（消費者）を愚ろうする聞き捨てならぬ言行を再三にわたって仕出かした問題企業である。宣伝広告

宣伝広告費上位100社中の食品業企業（2001年度）

2001年度順位	会社名	（A）宣伝広告費（百万円）	（B）売上高（百万円）	（C）営業利益（百万円）	A／B（%）
7	サントリー	43,445	833,361	23,136	5.21
8	アサヒビール	40,913	1,121,921	78,371	3.65
11	キリンビール	38,871	1,028,404	34,965	3.78
25	サッポロビール	20,808	465,251	16,241	4.47
27	味の素	20,544	632,158	14,175	3.25
42	日本たばこ産業	17,835	2,744,632	118,626	0.65
52	日本ハム	15,534	644,833	15,409	2.41
55	キリンビバレッジ	14,702	287,946	13,611	5.11
57	山崎製パン	14,584	580,023	8,820	2.51
61	アサヒ飲料	13,983	197,059	−2,204	7.10
62	ハウス食品	13,856	164,385	6,101	8.43
63	日清食品	13,650	250,977	21,951	5.44
89	明治製菓	9,858	263,093	9,847	3.75
95	キューピー	8,415	260,466	10,836	3.23
98	江崎グリコ	8,306	135,151	1,040	6.15

日経広告研究所『有力企業の広告宣伝費』〈平成14年版〉より作成

のが上手なせいもあってか、あまりにも儲かりすぎて、国民がバカに見えてしかたなくなったのかもしれない。その暴利、傲慢な体質の一端が言行になって出たにすぎない。文化的事業や寄附行為等によってその体質をとりつくろっているが、それすらも結局は、宣伝広告のためにほかならない。一般的に、内容がインチキになるほど、宣伝広告費でカバーする習性は政府も民間も変わらないようだ。民間の方が才智にたけている。飲食品は人体への影響が直接的だから、インチキ、ニセモノではよくない。食品産業はどのくらい宣伝広告費を使っているか、そのいくつかを参考に掲げておこう。

Ⅲ　現代医学と正食医学のちがい

炎症の処置法

一例として、炎症の処置を対比しながら考察してみよう。どちらがマトモか、あなた自身で判断していただきたい。

炎症とは、通常、つぎのような症状（様態）を呈するとされている。

①赤くはれる
②熱をもつ
③痛む
④その部分に何らかの機能上の障害を生じる

炎症が生じると身体のぐあいは悪くなる。この逆もいえる。身体に異常を感じる時は、ほとんどの場合、どこかしらに炎症が生じていることが多い。通常の病気は炎症である、ともいえそうだ。

炎症とは「炎の（ほのお）」の「症」と日本語は表示する。火が二つの症を「炎症」と称している。なぜ「火症」としなかったのだろうか。「火」がひとつの火症では、火傷（ヤケド）とまぎらわしいからか。「火」がひとつでは異常を知らせる表現とならないと考えたのかもしれない。

健康な正常体温、体熱を平熱のひとつの「火」と考え、体内の陰と陽の火がアンバランスとなって熱が分裂した様相を「火」＋「火」と見立てて炎症としたと考えられないでもない。さらには、もっと現実的に、患部が熱をもって赤熱化してはれている状態は、平熱より余分の熱が加わっていることだから、「火」＋「火」で炎症とした。いずれにせよ表現や表示ひとつにも先人の炯眼《けいがん》には敬服させられる。

文字の解釈はともかくとして、なぜ「炎症」は生じるのだろうか。何のために生じるのだろうか。身体が悪いために生じるのだろうが、炎症自体は身体をさらに悪化させるために生じるのか、身体をよくするために生じるのか、どちらなのだろうか。

炎症部（患部）を科学的に検査すると、そこには必ず、細菌やウイルスが発見される。患部を検査するといっても、患部の組織なり体液なり血液の一部を摘出して、検査室という体外部で検査するのだから、患部そのものを検査したことにはならない。しかしこの方法をもって現代医学は、疾患部の精密検査と称しているのであるが、体内と体外では環境がちがうから、診断にも治療にも重大な錯誤を生じやすい。

現代医学は、細菌やウイルスをみて、彼らが疾患の犯人だと決める。炎症をひきおこしている現行犯だという。細菌やウイルスによって炎症が生じていると診るわけである。したがって、これらの細菌やウイルスを殺せば炎症はおさまり疾患は消える。このような論理になる。

正食医学は、細菌やウイルスを発見しようなどとはしない。犯人をほかに求めない。患部を診ることも大切ではあるが、それ以上に患者の全身状態、全身症状を診る。しかるのちに疾患部を診る。赤血球が患部に結集する様相を「炎症」と観たてているのであるから、全身と患部の状態とから二つの火が陰と陽とどちらに偏って炎症となっているかを診る。陰の炎がつよければ陽を、陽の炎がつよければ陰を、そうやって偏った熱炎症を平準化の方向へみちびく。細菌やウイルスを殺すとか退治するなどという思想はまったくない。細菌やウイルスを犯人とみていない。

これは、細菌やウイルスを無視しているのではない。正食医学では、細菌やウイルスは人体内では血液が変化したものとみている。血液の状態を正常にすれば、細菌やウイルスも消え去るものは消え、収まるべきものは生体に支障ない収まり方をする。健全な赤血球を患部に集め、患部の血液状態を正常に回復すれば、炎症は収まり疾患は消える、これが正食医学の論理となる。

炎症中の患部をもうすこし具体的に観察してみよう。外傷的でも内質的な炎症でも、どちらでも同じである。いずれも炎症の発端は、なんらかの物理的か化学的か生理的なショック（刺戟）が原因である。変化はショックとみなせる。ショックへの対応が炎症にほかならない。炎症がいかなる炎症たり得るかが問題だ。炎がショックを吸収すれば症状となることはないし、炎がショックに煽りたてられるようであれば炎症は大きくなる。火事（火災）における火炎と消火活動の関係と同様といえる。人体へのショックを平然と吸収してしまうか、大きな火災の火種として煽りたててしまうか、この鍵をにぎっているのが赤血球である。

赤血球が健全であれば、自然治癒能力によって、私という主人公がショックをショックとして感じないうちにショックを処置してしまう。赤血球が不健全だと、そうはいかなくなる。外来の強力な悪性の細菌やウイルスがショックの主体だった場合、不健全な赤血球・白血球（血液）は適切な対応をできないうえに、彼らの培養に荷担する材料になりかねない。

ここで、ひと呼吸《いき》いれて、頭をクールにして、炎症中の患部をいまいちど目の前に観察してみよう。

炎症にも初期・中期・後期とある。初期の炎症、中期の炎症、後期の炎症をそれぞれ脳裡に描いてみる。疾患部が治るのにも、悪くなるのにも、この段階があるのは変わりない。そして初期に正しい処置が施される重要性は、現代医学でも正食医学でも、その他の医学・医療においても同様である。初期の対応が病勢を大きくも小さくもする。

現代医学は、原因をはやく発見して、それが細菌やウイルスなら、はやく絶滅させてしまえとしている。その方法として、細菌やウイルスを殺す化学薬品や放射線照射や病巣患部の切除などの手段を用いている。

正食医学は、細菌やウイルスの繁殖しない血液の浄化と造血の施療をする。

いま、炎症が中期の最盛の状態にあるとする。赤くはれ上った患部から、崩れた組織や血液が膿となってあふれ出ている。あるいは、あふれ出ないで、ガン・肉腫・膿腫状態に肥満化してきている。そこには細菌なりウイルスが棲息し存在している。現代医学は、それらが病原菌であり病原とみなしている。したがって、それらを根絶するまで攻撃の手をゆるめてはならない。攻撃の手をゆるめれば、その間げきに病原菌類が勢力を増してしまう。これに対して正食医学は、患部に細菌が生じ、そこに細菌やウイルスが存在するのは当然のこととしている。

なぜ当然かというと、赤血球・白血球は患部の修復に専念するかたわら、つとめを果たすと自らが細菌という死骸になっていく。その過程に一部は細菌やウイルス形態を経て膿になったり、ある期間の活動をする。病巣部の細胞組織も同様の過程で変化する。新しい赤血球との新陳代謝の度合が炎症の盛衰の度合となっている。それゆえ、血液の浄化と健全な赤血球を患部の炎症部に結集するのが治療の決め手となる。患部の毒素を排除し、血液のアルカリ化を促し、血液を患部に結集する対症的な手当として、おろし生姜湯による湿布と里芋の貼薬を用いたりする。

「炎症」に対する身近な処置法を、もうすこし具体的にみてみよう。

現代医学では、発熱・高熱には解熱剤で対処する。原因が何であれ、解熱剤で熱を下げさえすればよい。

正食医学では、発熱・高熱をもたらしている原因に対応する飲食物によって、原因を中和する方法をとる。陰と陽の熱の中和をはかる。例えば、細菌もウイルスもある種のタンパク質であるから、それを溶かす効能をもつ食べものや飲みものを処方する。

痛みに対して、現代医学は鎮痛剤で対処する。神経を麻痺させて痛さを一時的に感じなくさせるにすぎない。正食医学では、神経に触れたり圧迫する部分のハレやゆがみの組織部の修復をうながす手当によって、痛感を軽減させる。

以上のように、両者にはいろいろと根本的なちがいがある。

炎症は必要あって生じる。その必要をどう解釈し、どう判断するかが医学の真の任務だろう。私は、炎症を文字のなりたちからとり組んだ。「病いの火と、癒しの火の一つの抗争と調和をはかりたがっている現象・症状」を「炎症」と名づけたい。病いの火を大きくするような、あるいはその火種をいつまでもくすぶらせつづける医療は、病いを癒しきれない。反対に正しい癒しの火によって、病いの火を上手に同化し消滅させるようであれば治癒に至る。身体の陰陽のアンバランスが内外のショックによって変化して炎症の発現となるのを考えると、陰陽のアンバランスを生来させるモノゴトは何かということになる。

「病いの火」とは何か。

「癒しの火」とは何か。

これらに関しては、のちに触れることにしたい。

食べものはすべて薬効をもつ

炎症を一例にして現代医学と正食医学のちがいを考察してみたが、もっと根本的なことを考えてみよう。

現代医学の治療法の主役は化学薬品である。化学薬品をぬきにして現代医療は成り立たない。化学薬品以外には、手術、放射光線、熱線などがある。しかし何といっても化学薬品・化学薬物が主役である。

正食医学の主役は食べものである。

以上をもっと端的に言えば、現代医学のクスリは化学薬品、正食医学のクスリは食べものということである。

クスリに対する考え方が基本的にちがう。

現代医学の医師は、この病気、この症状にはこの薬と、病気に対する薬物が決まっている。薬品はいったんでき上って認可を得てしまえば、その後の用法はわりあいと機械的である。形式的ともいえる。この病気にはこの薬、あの病気にはあの薬と、医師・薬剤師は薬の量とほかの薬との併用による効果を計算する程度で、症状が変化すれば変化に応じた薬を塩梅するにすぎない。

なぜこの薬か、この薬の主成分が何で、なぜこのような配合となり、なぜ効くのか。このようなことをほとんど知らない。それらのことは薬学の分野であり、研究所や製薬会社が行うことであって、医師は患者と化学薬品の仲人役かのごとき立場に徹している。薬物のルール・形式を手ぬかりなく正しく守っていれば、医師のつとめは果たされるようになっている。

大森は、私達が日常食としている食べものをすべて薬用化する。食べものを食べながら生じた病気なのだから、食べものによって治すのが自然であるという考えに立っている。この場合の食べものというのは、環境のすべてを意味するのであるが、いつもいつも環境のすべてを相手にしていられない。したがって、口からの飲食物を一応、食べものと表現していくことにする。

桜沢は、食物療法を食用療法・自然療法・自然医学などと称した。森下敬一博士は、彼の弟子の一人であるが、「自然医学」という名称を踏襲している。彼は学術的な見地から、化学薬品ではない食物強化食品、健康食品を数多く開発した。各種の酵素類、食べものからの抽出成分を食品化して、健康食品・自然食品ブームを生んだ。強化食品、健康食品は薬好きの国民性にマッチして、薬品まがいに受け入れられているが、マガイモノの出現によって自然食品や自然食のイメージダウンをひきおこした。

大森は、原料が自然の食べものであっても、そこから特別の成分のみを抽出して精製する強化食品は食べものではない、としている。人工によって形成された食品は、素材は自然であっても、配合は自然ではない、天然自然の配合でないものは自然の食べものではない、という観点からだろう。健康食品や強化食品は、時と場合によっては便利で効果のあがることもあるけれど、食べものと食べ方の秩序を混乱させがちである。これらのものの摂取法の混乱と間違いから治療効果があがらなくなったり、症状を複雑にしたり悪化させる例は多い。

大森の正食療法は、強化食品とか健康食品、このほかのこれに類する薬品まがいのものはいっさい使用しない。これらのモノの中に特効あるものがあったとしても、それは結局は、正しい食べものの秩序を破壊する。正しい食べものの秩序を破壊するものは、健康の秩序を破壊するものにほかならない。

大森の正食医学のクスリとして用いられる食べものは、正しい農法によってつくられる玄米、麦、そば、粟、稗、黍《きび》などの穀物や豆類、その土地で産する季節の野菜、海草、果実類、野草などにかぎられる。これらのほか自然塩、天然醸造法による調味料類である。

病気は間違った食生活が主因となっている。患者がいかなる間違いを犯したか、これを患者ごとに見ぬくのが正食医学を指導する者のつとめとなる。この点、大森は特別偉大な才能をもっている。桜沢も神秘的な偉大な能力をもっていたことはいうまでもない。

野生の動物は六感が鋭い。桜沢も大森も、六感だけでなく、七感に通じている。桜沢は七感に通じる法を教えている。正食の真髄は七感に到達することにある、ともいえる。大森が正食に厳しいのは、七感をいつも正常にしておきたいからなのだろう。ヒトはみな七感に通じる能力を授っている。食のくもりが七感、六感、五感などをくもらせ退化させる。ヒトは、古代から現代になるにつれて、ヒト本来の勘能力を失った。正食を失うに比例して、七感、六感、五感は失われ、神性をも失ってきている。正食への復帰は、人間性回復のみならず神性復活の基礎条件なのである。彼が神経質なほどに正食にこだわるのは、せっかく賦与された神性を放棄してはならないという大欲をもつからにほかならない。それも、自分だけが神性を復活させたいなどというケチな考えからではない。万人の神性復活を願ってである。

ヒトと人間のちがいに関する大森の説明は後章に改めて行う。彼は、ヒトはヒト（霊《ヒ》十《ト》）として生まれたのだからヒトにならなくてはいけないと力説する。ヒトはヒトとしての食がある。野生動物にかぎらず、動物にはみな、それぞれに食性がある。種が生誕するに至る食がある。それが正食である。ヒトも真のヒトたるには、ヒトとしての、ヒトと成る正食を日常食としなくてはいけない。彼の主張は単純明解である。肉食は、ヒトを人間にはするが、ヒトにはしない。肉食は、いずれは自身を破滅させ、人類を破滅させ、地球をも破滅させる。そのメカニズムが歴然と明らかなるゆえ、彼は正食の重要性を訴えてやまない。

桜沢の無双原理は、大森に七感のメガネやレーダーやコンパスになって、彼は病人を診るだけではなく人類や地球をも診断している。彼は人体宇宙を診つつ、大宇宙の運行や生成する万象を観ている。食べものによる病気と病人治しは、それがそのまま人類と地球の文明療法となる。

例えば、彼は、一本の大根で風邪の高熱を下げ、インフルエンザを治し、おたふくかぜを治し、魚の毒性を消し、萎縮した腎臓をゆるめ、腹水をとり、尿毒症を治し、利尿を促し、神経痛を治す。一本の牛蒡で、虫垂炎を手術せずに治し、腸カタルや便秘を解消する。数個の里芋と根生姜で、リウマチや神経痛、打撲骨折、胃かいよう、ガンなどの手当をする。小豆とかぼちゃで糖尿病を治す。書き出せばキリがないが、食べものはすべて薬効をもっている。その薬効の特徴を彼は症状に的確に応用する。

「ボクが病人を治してやる？　それはとんでもないことだよ。病気を治すのは病人自身だし、正しい食べものが病気を治す。ボクはそのお手伝いをしているにすぎない」

彼はいつもそう言っている。「正しい食べもので健全な赤血球ができさえすれば、病人はたすかる。よい赤血球をつくらせられるかどうか、そのお手伝いを的確にしてあげられるかどうか。病気を治すのは赤血球だよ、その赤血球のモトは食べものだ。ボクが病気を治してやるなんて、とんでもないことだよ」

大森は、病気治しを赤血球にゆだねている。彼の仕事はといえば、すこしでも健全な赤血球造りのできる環境づくりと、悪化している血液の浄化、赤血球造りを阻害したり障害となっているモノゴトの排除などである。化学製剤薬物は、そのもの自体が血球とも血液ともなり得るものではない。症状の現象を強制的に変化させはするが、その変化が病状と病人に適応しているとはかぎらない。悪い副作用の方が多い。赤血球自体を弱め、遺伝子を狂わせるというような思いがけない副作用力をも秘めている。病症と病人に最適の赤血球はどのような赤血球か。すでに幾度か述べているように、自分の赤血球、自分の血液が最適なのはいうまでもない。それには借りものの医療ではダメだ。借りもの（借金）が多くなればなるほど、借りものの奴隷となって、生産意欲は減退する。真の生命力は失せる。正食医学は、自分で自分の赤血球、自分の血液を造る自主独立の医学といえよう。

ガンは肉食と砂糖と化学薬品の過剰摂取から

舌ガン、喉頭ガン、食道ガン、胃ガン、腸ガン、肺ガン、乳ガン、すい臓ガン、腎臓ガン、肝臓ガン、前立腺ガン、膀胱ガン、子宮ガン、皮膚ガン、各種白血病、悪性リンパ腺腫瘍、脳腫瘍、動静脈血管リュウ等々、難病と称される病人を何百、何千人と食事指導すると、おのずとひとつの傾向が明らかになる。大森の傍にいて、彼の助手をつとめているだけで、病気の原因や治るか治らないかの様子がわかってくる。彼の前にあらわれる重病人のほとんどは、病院ですでにありとあらゆる治療法が試みられ、医師に見放された、治る見込みがつかなくなった末期患者である。この種の重病人が食べもので救われるか救われないかは、現代の高度の医療法にどれだけ傷めつけられているかで非常にちがう。

私はいま、大森をたよってくる患者のほとんどは、医師が見放した末期患者が多い、と書いい、と主張する。なぜかというと、医師は決して患者を見放しはしない、と主張する。医師のつとめは病気を治すことだから、病気が治らないかぎり見放すことは決してない、という。見放すとか、見放さないという表現はよくないかもしれない。表現にとらわれて、実際に治せる見込みのないのに無理やりな治療を試みられていては、助かる生命を死ぬまで病院に閉じこめかねない。医師とて、現代医療とて、万能ではないのだから、率直な誠意ある所見が自由に患者やその家族なりと交わされる雰囲気があってほしい。医師の見解だけで患者や治療法を拘束するのは危険と悲劇を伴いがちだ。

私自身の体験で恐縮だが、私は良心的な医師の賢明な判断によって、私の娘を救うことができた。娘は生後三カ月すぎ頃から原因不明の病気になった。医院や病院を何カ所も経てのち、G大附属病院で主治医は病気の原因が究明できず、当時の段階で治療法は見当らないので娘を救えないかもしれないと、私に率直に説明された。当時私自身は、この状態を見放されたと受けとったのであるが、おかげで玄米によって救われる縁に恵まれたのだった。食べものによる医療、すなわち現在の正食医学への縁を得た。このいきさつを拙著『生活革命=玄米正食法』に、私の娘は現代医療に見放されて、という意味の表現で記した。この記述に、何人かの医師からクレームがついた。

医師が患者を見放すことは絶対にあり得ない、そんなことをした医師があったとするなら、その医師の名を教えろ、という意見だった。患者側にすれば、たよりにしている医師から治しようがないと言われれば、医師にと言うより現代医療に見放されたと解釈する。私はそう返答した。すると、治しようがないなどと告白する医師は絶対にない、とその医師は食いついてきた。現代医療はあらゆる手段をとって治療に努めることになっている。Aの病院で不可能ならBの病院で、Bの病院で不可能ならCの病院でと、万全の体制をとっているという。

この医師の言うことをこのまま受けとれば、患者は治るか死ぬかのいずれでしか病院を出られない、ということになる。責任を感じてのことにしても、これでは困る。治るか治らないか、治せるか治せないかを予見するのは難病、奇病の重病人の場合は名医とてむずかしい。だからといって、現代医療の可能なかぎりの検査や治療を、病人をモルモットであるかのように施されたのではタマッタものではない。

ガンと検診されて、すぐに正食医学の療法に入る場合と、切除手術と化学療法と放射線療法など幾重にも施された場合とでは、自然治癒能力はまったくちがう。自然治癒能力なしにはいかなる病気も治らない。いきすぎた近代的・科学的と称する医療は、患者から自然治癒能力を剥奪してしまうことが多い。医師、すなわち人間が病気を治してやるのだという考えに立つと、どんな方法を講じても死ぬか治るかどちらか明白に判断がたつまで医療を突き進める意識にとらわれる。病気は患者自身の自然治癒能力が左右するという認識に立てば、病人や家族に納得いく治療法の選択の上に施療することができる。いかなる場合にも、病気は病人自身の治癒能力が治すのであって、自分自身と家族や周囲の人々の生命力の結集によって治るのではなくてはならない。

手術によって治ったとか、特効薬によって治ったとか、放射線照射で治ったとか、そのようなことは決してあり得ないのに、あたかもそれらや医師の手腕が病気を治したかのように病人に、また家族に信じこませるのは真の治療ではない。病人や家族を無知にするような、そうした一方的な医療は、すぐに再発を招くし、家族や周辺の人々を同様の病気から予防する知識や知恵を与えることはできない。本来、責められるべきは、医師や医療ではなく、実は病人と病人を生み出す環境である。病気は、人間が生活の間違いを責められている図なのだから、本当は病人自身で自力で解決しなければならないことだ。

この点、正食医学は病人とその家族に食べものと食生活の自覚を促す。この自覚が伴わなければ病気は治らないし、以後の予防や養生につながらない。

現代医療は検査・検診にはじまる。正食医学でもこの基本は変わりない。しかし方法はちがう。大森は食べものと病気の因果関係を究明する。末期的な患者であろうと誰だろうと、体内に食の形態で入ったものすべてに関する情報をくわしく知ることは基本である。彼は今では、病名を知れば何が原因かを診断し、いかなる飲食をどのような食生活で行っていたかを知れば患部と病名を検診してしまう。それらは現代医学での精密検査と非常によく一致する。

それゆえ彼は、現代医学の検査・検診結果を尊重し、それらの資料を大いに参考にする姿勢でいる。西洋医学の長所は検査や診察にあることは、万人が認めるところとなっている。いま世界の医療の動向は、検査と診察は西洋医学で、治療は中国医学（漢方）で、となりつつある。中国医学に「正食医学」が加わらなくては正しい医療体制にならないと私は考える。正食医学は病気にならない医学だから、病気になってからの医学より進んでいる。

大森は、すでにかなり以前に、ガンは肉食と白砂糖と化学薬物類の過剰摂取が原因であることを指摘した。極端な表現ではあるが、それらでできた赤血球はガン細胞化しやすい。ガン体質はガン化しやすい細胞で形成されているのであり、発ガン因子に呼応しやすい。発ガン因子は遍在しているのであるから、ガン細胞化しない赤血球を造るしかない。正しい食物による正しい食生活しかないのである。

それでは、できあがってしまっているガンに対して、大森はどう治療するのか。正食医学はどう対応しているのか、これらに関しては順次述べていきたい。

自然治癒力を引き出す

重病重傷患者にどれほどの自然治癒力があるかをはかるのはむずかしい。そんなわからないものをあてにして病症を悪化させてはいけないから、人為の力をもって治療しぬく、この立場をとっているのが現代医学だろう。これに対して正食医学は、口から飲食物を摂取できるかぎりは生命力と自然治癒力の火がともっているのだから、それを火種に再燃させ自らのエネルギーで治療へ導く。

どちらにも一理、二理ある。どちらにも長所短所がある。いっそのこと両者を同時に行ってはどうかと考えたくなる。

すでに触れたけれど、検査は西洋医学で、治療は中国医学・正食医学でという、両者の長所の使い分けをしての活用ならよい。治療に両者を同時併用は不可能だ。自然観・生命観が相反するのだから両立はしない。

したがって、治療法に関しては、その決定は本当は患者自身か近親者が行うべきなのだ。末期の患者とその近親者に、そんな重大な判断力や意志力はないという意見がよく出される。そうならない以前の、医療を選択できる時点の医療側と患者側の関係が問題である。

私にもむずかしい時があった。

一九七六年二月、私は、八方尾根スキー場で無謀な滑降をして新雪に埋った沢に突進転落し、背骨を折った。衝撃《ショック》がいますこし強ければ即死だった。第十二胸椎複雑圧迫骨折ということで、入院した外科病院では手術を予定した。手術をして全快率は五〇％で、手術しなければ下半身不随による、大小便たれ流し的な機能障害を遺すと診断された。手術すべきか、すべきでないか、大いに迷った。すでに排便に不自由を来たしていたし、苦痛はいうまでもない状態だった。しかし私は、我慢しぬけるなら、手術はしたくなかった。

手術するか、しないか、明日には返事せねばならない前夜、妻は伊豆長岡に大森を訪ねた。彼は、私の骨折の状態・症状を診察しているわけではない。私の妻によって初めて私の怪我を知ったにすぎない。そうでありながら、妻の説明だけで、手術はしないほうがよいと指示した。妻は深夜帰ってきて、その旨を私に告げ、翌朝私は医師に手術を断った。医師は手術をしないなら回復には責任をもてない、と言った。後遺症が出ても責任をもてないとも言った。私は正食医療法によって治療する決意だったから、後遺症障害が出てもそれは病院の責任ではなく、私自身の責任だからと一筆捺印して、自宅で治療するため退院させてもらった。

そして、自宅での玄米正食による食事と手当の療法に専念した。正食療法に専念すれば生命にかかわる怪我ではないと父母兄弟を説得したものの、彼等は納得せず、私の人生を心配した。私は、自然治癒力は決して悪い治し方をするはずはないと確信していたから、自分としては玄米正食と手当の励行のみを心がけ、あとは神の采配にすべてをおまかせした。結果は、多少の障害は生じたものの、身体障害者になるようなことにはならなかった。回復は順調にすすんだ。以前と同じにというわけにはいかないけれど、スキーを再開することもできるようになった。私は神に全幅の信頼を寄せて、正食医学に専念できたことを感謝している。そう判断し決断させてくれた大森の指導と正食医学の偉力をいつもありがたく感謝している。

これは怪我の例であって、ガンやエイズの病気とはちがう。そして私は、自分にこうした経験があるから、何がなんでも、いかなる場合も、正食医学が最良だと主張するのではない。臨機応変の対応と処置はいかなる場合にも必要だ。救急の処置後、症状や状態に応じていかなる医療の選択をするか、これが大切なことを理解していただくために書いている。自然治癒力への理解と信頼を正しく自覚してほしいために書いている。自然治癒力が完全に果てる時は、寿命のつきた時である。

現代医学の医療は、自然治癒力を抹殺してでも科学の技術力で治しきろうとする。病人自身の自然治癒力が失せては助からないことを百も承知で、自然治癒力を減退させ、その機能を退化、退行させる治療を強行するのだから矛盾している。矛盾は結果によくあらわれている。技術は進歩していると称しながら、病気も病人もいっこうに減らない。賢明な良心的な医師は、患者の保有する自然治癒力を的確に診断し、科学の能力をどこまで、どの程度援用するかを計算するはずである。科学の力はあくまで補助的な力であって、患者側もこの認識を正しくしておかねばならない。患者側が無知ゆえに、行きすぎた医療になっているケースは多い。

病気を治すか治さないか、治せるか治せないか、実は、これらはみな患者自身が決めていることなのだ。病気は病人自身が治さなくてはいけないものなのだ。治らなかったら、治す力と治る力がなかったと天命にゆだねる、私は最近このように考えている。

大森は正食医学のモルモットだ。彼の人生と生活は正食のためにモルモットとして捧げられている。自ら志願してのこととはいえ、彼は正食の生体実験に身体を張っている。自身だけではない。家庭をも道づれに実験台にして、正食の限界をきわめようとしている。正食の限界ではなく、玄米正食の正当性と無限な可能性を証明しようと孤軍奮闘している。私にはそのように考えられてならない。

もっとも、正食はヒトとしての正道であるから、彼にしても彼の家庭にしてもこの道をいくのは何よりの歓びである。この道をマトモにいけないことこそ不都合になる。

「先生は正食医学の立証者なのですから、健康で長寿でいてくださらないといけませんよ。さもないと正食医学が泣きますよ」、私は彼にそう言ったことがある。

彼は「他人の寿命はわかっても、自分の寿命についてはなかなかわからんものだ」と笑っていた。

私は、玄米とその正食によって、娘も私自身も救われているので、この道を彼や先輩の教えに忠実に邁進したいと心がけている。心がけるといっても、大森が実験し確証した結果の教えにしたがっていくのだからラクだ。まして正道をいくのだから、こんなラクなことはない。正食医学は、宇宙の秩序・自然の法則に従順な、神の導きを心とする弱者が自分で自分に行う医学といえよう。大森の正食と正食医学に賭ける生き方を見ていると、私も玄米正食のモルモットでなくてはいけないと考える。強者の医学と称される現代医学では、弱者の医学など眼中に置かないから、玄米正食に縁のできた世界中の有志が正食医学を確立していくしかない。

私は、いま、弱者と強者という表現を用いた。この使い分けに関しては、拙著『「元気」の革命』を参照願いたい。

玄米食の歴史は、わが国における西洋医学と西洋栄養学より、はるかに永い。それなのに、玄米とその食事法に関する理解と認識は、はるかに低い。学問的な受けとめ方をされなかったと同時に、それらに排斥されたことなどが原因していよう。要するに、玄米を食べた歴史は古くても、玄米正食法と正食医学は学問的にはまったく新しい。学問的といえる段階でさえない。大森によって、ようやく顕著な効果が明確になりつつある段階というべきかもしれない。それゆえ、玄米正食の体験は、一つひとつが貴重である。愚かな私の小さな体験でも無駄にはできない。

私は、西洋医学と西洋栄養学の熱心な大信奉者・信仰者だった。この前歴から玄米正食と正食医学へ転向したので、同歴の人々に参考になる点は多いだろうと考える。そこで私自身の体験をも述べておきたい。

長女が原因不明の病気になったのは、私が二十七歳の時である。この年まで私は、肉食栄養主義者であった。一日に最低一食は、肉か卵か魚か動物性食物の食事を心がけさせられ、自らも心がけた。幼少の頃から私の身体を診てくれている医者は、私の身体を腺病質体質だと言った。生まれながらに虚弱だったので、私は栄養をつけてすこしでも丈夫に強くなりたかった。弱さを栄養がカバーしなくてはいけないと、幼少の頃から教えこまれた。

栄養の摂取は適正でなければいけない、このように理解できるようになったのは最近である。適正な栄養というのは、たいへんむずかしい。二十七歳頃までは、栄養は多種にわたってなるべくたくさん摂れるだけ摂るのがよいと解釈し、信じていた。肉を主体にした動物性食品には栄養がたくさんあって、身体によいと信じていた。穀物や野菜にはたいした栄養はないし、そうおいしくもない、このように自分自身に思いこませていた。

十分な動物性食品による栄養を摂り、適度な運動を日々心がけ、睡眠不足にならない規則正しい生活をする。そうしながら私はいつも風邪気味で病気がちであった。丈夫になりつつあるという感じはなかった。医者の治療と健康指導と、現代医学と栄養学に忠実な生活をしていて、病気がちがいっこうに改まらない、これが不思議でならなかった。

それが娘のおかげで玄米食になって、動物性食品をやめたら、体調がぐんぐんよくなり、風邪をひかなくなり病気がちでなくなり、丈夫になった。いったいどうしたことか、これがまた不思議になった。

私は学者ではないから学問的な論証はできない。体験と無双原理による考察で、肉食と玄米菜食の栄養と生理メカニズムの違いを検討してみよう。

すでにI章において、この世は陰陽で成り立っていることを宇宙の体系と生態の面から述べた。

その中で、地球という大地が誕生して、植物生命が誕生し、植物が生活するようになって動物が生誕することができたと述べている。表現をかえて言えば、大地は植物の母であり、植物は動物の母である。大地と植物と動物の関係はこのようになっている。

この大前提に立脚して、ヒトという動物の生理機構と機能を観察すると、生態学的にも発生学的にも、植物を食べて栄養を摂取する仕組みが人体には与えられているのがわかる。植物を食物として生きる機構と機能の身体につくられている。ヒトを含めた動物は大地に生育した植物を食して血肉や生活エネルギーにする。これが動物の生理の原則なのだ。

それでは、この大原則を破って肉を食する動物が出現するようになったのはどうしてだろうか。現に人間自身が肉食動物となっている。学術的な見解は専門の学者にゆずるとして、私は、生物にはラクして、よい思いのできる生活を求める本能が絶えず働いていて、この本能の強いあらわれ方をした動物が本格的な肉食動物化したのではないかと、考える。単純な肉食動物と複雑な肉食動物が存在するのは、生理機構と機能のちがいによるのではないか。人間は複雑な肉食動物にちがいない。それゆえに複雑な病気による死に方をすることになる。
肉食主義は動物の血肉を己の血肉にすることである。植物を食べて、それを血肉化するのではなく、血肉を食べて血肉にする。体内での生理機構と機能にそれなりのちがいが生じるのは当然だろう。肉食主義では植物から造血する機構と機能を、そのままに作用させる必要はなくなる。消化吸収するための各種の内分泌液や酵素類や、腸内微生物類の種類や構成や分量など、すべてがちがってくる。体内での手ぬきは肉食と菜食とでは、肉食の方がはるかに多いだろう。穀菜食では各機構の機能をフル活動、フル活用せねばならないのに、肉食主義ならその必要はない。

骨髄造血説と腸造血説

血液学的にみるとどうなるだろうか。単純に記せばつぎのようになる。

穀菜食――→自分の血液が自分となる

肉　食――借りものの血液が自分となる

自分の身体を自分の赤血球（血液）で形成する、これが穀菜食の生理メカニズムといえる。自分の身体を、動物の赤血球（血液）で形成する、これが肉食（動物性食）の生理メカニズムといえる。

あまりにも素人的な表現と言われるかもしれない。しかし、真理だからしかたない。穀菜食は自給自足の生理体制を要する。肉食（動物性食）は掠奪借用の生理体制と換言してよいだろう。植物（穀菜食）を血肉化するより、動物（肉食）を血肉化するほうが人体には簡便にちがいない。その証拠に爆発的なエネルギーや瞬発力を要する運動の選手は肉食による体力づくりをする。それゆえ、一般人まで肉食へ誘惑される。しかし、植物を血肉化する生理メカニズムをいつも正しく活動させるほうが、天地の理にかなっている。

自分用に生成される赤血球と、動物が動物自身用に生成した血液でできた肉とでは、根本的なちがいがある。私のこの見解に対して、動物の血肉がそのままヒトの血肉になるわけはなく、人体内に摂取された動物性食品は消化吸収過程でヒトの血液に生成しなおされる、それゆえ動物の肉からつくられる赤血球（血液）とて欠陥などはない、という反論もある。食素材がちがえば、でき上ってくる赤血球（血液）はちがう。見た目にはわからなくても、大いにちがう、人体の生理システムが精巧であればあるほど、ちがいはちがいとして存続するはずである。

例えば、以前は、インシュリンは、豚のすい臓ホルモンなどを利用してつくられた。遺伝子工学の進歩によって、ヒトインシュリンが開発製造され、この方がヒトの糖尿病にはよく効くとされている。ブタインシュリンとヒトインシュリンとでは、どこがどうちがうのだろう。原料はヒトとブタという同じ動物性でも、ヒトとブタとではやはりちがうのだ。まして植物性の原料となれば、そのちがいは大きくなるはずだ。正食医学では、植物性食物から自分の血液や自分のインシュリン、自分のホルモンをつくらせる。

植物が動物を生育する。植物性食物が動物の本当の赤血球（血液）となり血肉となる。くどいかもしれないが、これは宇宙の秩序であり、食べものの秩序であり、生理の秩序なのだ。動物は植物に生育される機構と機能を賦与されて誕生している。そうは言っても、肉食動物も肉食の人間も、みな元気に丈夫に生きているではないか、食べて悪い食べものならもっと顕著な障害や現象があるはずだ、という反論もある。ミクロの観察眼には見えないかもしれないが、マクロの観察眼には「肉食は生体を滅ぼし、人類を滅ぼし、地球を滅ぼす」現象が見えている。

さて、肉食からつくられる血液と、穀菜食からつくられる血液とは、どうちがうか。

私は、穀菜食からつくられる赤血球を、新生成赤血球とよびたい。肉食でつくられる赤血球をコピー赤血球とよびたい。新生成とコピーとはおのずとちがう。これのちがいは、血液生理学者によって十分証明されることだと思う、すでに証明できているかもしれない。

現代医学は骨髄造血説に立脚している。口に入った食べものは、消化器官を経て体内に吸収され、めぐりめぐって骨髄にいたり、血液母細胞となり、そののちに赤血球や白血球や血小板などになるという説である。食べものが消化吸収されてすぐに血液になるのではなく、体液の成れの果てに血液となる、といわんばかりの造血説である。

これに対して正食医学は、腸造血説に立脚している。食べものが消化吸収される腸壁で赤血球はつくられ、血液となる。現代医学が血液の生成を食物の終末でとらえているのに対し、こちらは食べものの初期でとらえている。

以上のことをまとめて、私はつぎのような血液の種分けをしてみた。

①穀菜食による腸造血→新生成赤血球→新生血液
②穀菜食による骨髄造血→再生成赤血球→再生成血液
③肉食による腸造血→コピー赤血球→コピー血液

④肉食による骨髄造血↓再コピー赤血球↓再コピー血液

玄米正食法は、①の赤血球を求める食事法である。正食医学は①をもっとも重視している医学である。

私の二十七歳頃までの人生は、③、④の人生であった。これに加えて、化学薬品、保健栄養剤、化学調味料類が文化生活に彩を与えた。これらを用いることは肉食栄養学をさらによくすると思いこんでいた。体調がよくなるはずはなかった。

二十七歳から試行錯誤の玄米食になって、今日（平成十五年現在）まで、四十年ほどになる。私の血液は、④↓③↓②↓①へとよみがえりを、この四十年弱をかけて行わさせられたことになる。私の人生は、はじめて新生の人生となった。大森の正食医学理論は、自分の血液は自分で造る、それも新生赤血球の意識を、私にしっかりと植えつけてくれた。

「自分の病気は自分で治そう」「自分の健康は自分で築こう」など、病気や健康のスローガンはさかんに掲げられる。しかし、具体的な実践法を示さなくては、掛け声だおれに終わる。掛け声をかけ合っているうちに、一生を終えてしまう。借りもののコピー赤血球・コピー血液では人生の根本的な難問を解決するには至れない。人類と地球の根本的な難問を解決するには至れない。借りものの一生となり、一時的な解決策なり処置にすぎなくなる。新生の人生を過ごすには、新生成赤血球でなくてはならない。

私はいま、腸造血と骨髄造血の二つの造血機構と、そこで造られる血液（赤血球）の格付けを行った。腸造血に関してはのちに触れることになる。現代医学は腸造血を公認していないようだから、腸造血と骨髄造血の二種の赤血球（血液）が在ることを認めないかもしれない。しかし、腸造血をぬきにして医学や医療を進められない時代はすぐに来る。現代医学と医療が矛盾に追いまくられて実効を得られないのは、腸造血理論を正視しないで、骨髄造血説にとらわれているからといえる。

ここでは、造血が骨髄のみで行われているとしても、穀菜食と肉食とでは、できる血液に質的な格差のあることを述べておこう。

玄米正食法の栄養論と、西洋式の現代栄養学の栄養論の根本的なちがいは何だろうか。

大森は、医師の見放したたくさんの難病者を治療してみて、治る病気と治らない病気、治りやすい病気と治りにくい病気、治りやすい病人と治りにくい病人の理由と原因のひとつに、病巣や体質を形成する食素材、すなわち栄養素材につよい関心を寄せている。難病ほど食素材が粗悪で複雑で、難病者ほど食べ方が偏食で粗雑で暴飲暴食で、それらがすべて治り方を左右し、治り方にあらわれると説明している。

現代栄養学は栄養素を金科玉条として、その食素材はあまり問わない。学問的には、分子の結合のしかたによってさまざまなタンパク質のあることを分析していても、その実用の面ではタンパクの名称のもとにすべて同じ扱いをしている。生成の由来など問題にしない。タンパク質ならタンパクというレッテルで同一視している。石油タンパクを食用化するのはさすがに中止したものの、それに類して通用しているタンパク質は多い。何という動物のタンパク質だろうと、何という植物のタンパク質だろうと、化学的合成品のタンパク質だろうと、栄養素としては変わりないとみなしている。炭水化物・脂肪・ビタミン・ミネラルなどについても同じである。

正食医学はちがう。動物性タンパク質と植物性タンパク質とでは、性質もハタラキも結果もちがう。タンパク質以外の栄養素についても同じである。どういう気候の、どういう土地の、どのような方法でつくられた食べものの、どういう栄養素であるかによって、生体に生成される赤血球の性質、性格、能力、それらを合算しての陰陽度がちがってくる。これらにちがいがあるのは、当然すぎるほど当然のことなのだ。赤血球の質、健康度は、日々の食べものとその摂り方で決まる。そして、赤血球の質が生体のすべてを決定していく。

大森は、赤血球の質の向上を求めて、正食と正食療法にとり組み、精進している。難病者が、いま保有している血液よりすこしでも質の優秀な赤血球・血液をつくり得れば、そのぶんだけ病気ははやく治療される。彼の正食医学は、じつは正しい赤血球づくりにほかならないと、私はそう理解する。

肉を主体とする現代栄養学のメニューでは、赤血球の質には限界がある。動物性食物の宇宙的宿命が赤血球を規制する。植物性栄養素と動物性栄養素とでは、宇宙における格がちがう。大森が小魚《ジャコ》一尾をも否定するのは、この格のちがいを見ぬいたからだ。動物性栄養素で形成された細胞の病巣を食物療法で除去する場合に、動物性栄養素でつくられた粗雑なコピー赤血球では除去代謝しきれない限界が生じる。植物性栄養素でつくられた新生赤血球は、動物性栄養素で形成された病巣の細胞とよく代謝する。動物性栄養素は、性は陽でも質は陰であり、植物性栄養素は、性は陰でも質は陽で、陰陽は互いに相けん引し相補する。この原理を大森は的確に用いている。

難病、奇病が生じるのは、いかなる原因、いかなるメカニズムによるか。

この原因も理由もメカニズムも、大森に言わせれば、いたって単純で簡明である。生成される赤血球が難病、奇病になりやすい素材によって組成されているからだ。生成されたばかりの赤血球が病気にかかっていると表現するのは、暴論かもしれない。しかし、秩序のない食生活の飲食はすでに病んでおり、そこから生成される赤血球はすでに病んでいると表現してよいだろう。そのように私は解釈する。赤血球がすでに病んでいるのだ。これから新生命となったり、新しい血液、新しい体液、新しい細胞・組織、新しい活動をするための赤血球が、組成される時点で、すでに病んでしまっている。これは重大なことなのだ。赤血球を何がいったいこのようにするのか。

現代栄養学と正食医学の栄養観のちがいは、組成生成される赤血球の段階で、初めて明瞭となる。肉食による栄養食の赤血球はコピー血球およびコピー血液であり、穀菜食の赤血球は新生成血球である。食素材によって血球の質、いうなれば生命力に格段のちがいができてしまう。動物性栄養素材もピンからキリまで種々雑多で、その摂取法（料理・飲食法）もさまざまだから、コピー血球もそれに比例したピンからキリまでの格差のあるものが仕上がる。病んだ血球や血液をつくり出す生活をしながら、病気になりたくない。不幸になりたくないと欲するのはムシがよすぎる。

ヒトはみな、新生の赤血球と血液をもつべく完備された身体を授かっている。コピー赤血球は生きる方便としてはラクしてよい思いをしたい本能的な欲求から、習慣化・習性化した便法にすぎない。ヒトの資格を一部放棄した神性退化の証明書といえる。自分の血液を新生(神性)で保有したいか、コピー(模偽)血液でかまわないか、その選択はあなた自身が毎日の食事によって行っている。

ヒトは、みな、新生の赤血球にめざめなくてはいけない。大森は、桜沢の生み出したコンパス(羅針盤・無双原理)をフル活用して、より具体的にこの道を切り開いている。

カロリー説の誤謬

食のとらえ方で、健康も幸福も不幸も決まる。人類の命運も決まる。

現代科学は、「食」をエネルギーとしてとらえている。生命を物質と解釈している学説が主流をなしているのだから、食をエネルギーとしか見なさないのは当然かもしれない。現代医学・特に現代栄養学は、食と食べものをエネルギー(カロリー)と見なして定着している。カロリー学説は医学者・栄養学者ら知識階層、そして一般大衆の常識に定着している。この学説でもっとも恩恵を蒙っているのは、計算によって産業となった製造業、例えば化学薬品産業、化学加工食品工業、化学肥料産業、計器類産業や病院、薬局、医師、薬剤師、栄養士などである。

もっとも被害を蒙っているのは、生きとし生けるものすべてといえよう。現代医学も栄養学も、計測されるエネルギー（カロリー）によって、食べものの栄養の有無と効用を評価している。したがって、カロリーの計測、計算できない食べものは、栄養も効用もない、あまり役に立たない食べものとみなしている。例えば、食物繊維素類をたくさん含有する、ごぼう、さつまいも、こんにゃく、ひじきなど繊維質の多い食べものは、カロリーが少ないだけでなく繊維質が消化不良を招き害となる、とその害悪説がまことしやかに流布されていた。

それが、食物繊維質がガンを予防するハタラキをしているとわかると、トタンにいままでの学説を引っ込め、反省することなく、推奨をはじめる。繊維質のどこに、どのようなエネルギーがあったので、そのエネルギーがガン予防のこのようなカロリーとなるという論証をしてカロリー学説を正当化しつづけるならよいが、そうした探究や反省はなされない。繊維質の体内における生命力とハタラキなど、単純なエネルギー・カロリー計測や計算では検出できない。玄米の表皮のもつ不思議な偉大な力とハタラキも同じことなのだ。

食べものは「生命力」がもっとも重要で、それをどうとらえるかが問題なのだ。

現代社会、現代の世界ではカロリー学説が栄養学・医学を支配している。現代人の常識は食べもの＝カロリー（エネルギー）の栄養素観でこり固まっている。一つのものの見方、とらえ方にはちがいないが、あまりにも欠陥が多すぎるし偏っている。常識とするには欠点が多すぎる。もっとも、これゆえに無知化が進行して、これによって金儲けに都合よいシステムがすすめられているのだが——。

食物エネルギー説（カロリー説）に対して、正食医学と食養では「食は命なり」の表現どおり、食と食べものを生命《いのち》ととらえている。

「食」を〝エネルギー〟ととらえるのと、〝生命〟ととらえるのと、どこがどうちがうかを考察してみよう。

エネルギー学説は、計測による数値に立脚している。数値による評価は精細である。しかし、生命は計測できない。数値で表示できない。これゆえ両者を比較検討できない、ということになる。「食は命なり」の生命をどう計測し、数値化し、評価するか。私は大森に質問するまえに、私自身の見解を述べておきたい。

生命を計数化する方法の一つとして、私は血液をとりあげたい。とくに赤血球をとりあげる。「食は命なり」は、換言すれば「食は赤血球なり」と同じである、と私は考える。

食＝エネルギー（カロリー）＝現代医学・栄養学

食＝赤血球（生命力・生命）＝正食医学・食養

これが両者の際立った差異の特徴である。

エネルギー（カロリー）学説については十分に流布されているので、ここではなぜ、食＝赤血球（生命力・生命）＝正食医学かを述べる。この点に関して、私は千島・森下両博士の腸造血説を主体とした、自己流の見解を展開するしかない。千島、森下学説をゆがめて解釈していたら、それは私の独断による偏見とみなしてご指摘いただきたい。

「食＝赤血球＝正食医学」をもうすこしくわしく示さなくてはならない。大雑把な説明であるが、口に入った食物は、各消化器官を経て腸内でつぎのように変化しつつ活用される。

「食べもの→食物モネラ（乳ビと称されるときもある）→絨毛→赤血球（→血液）→細胞（組織）

〈→エネルギー
→新陳代謝〉→排泄物（排泄）」

これに対して現代医学、栄養学は、

「食べもの↓エネルギー（カロリー）
↙タンパク質
↙脂　肪
↙ビタミン・ミネラル他」

と変化し活用される説である。食物をエネルギーと栄養素としてとらえているから、

「↓食べもの↓食物モネラ↓絨毛↓赤血球（↗白血球↘ ↙リンパ球↘血液）↓細胞（組織）↓」

の過程を省いている。省いているというより注目していないというべきかもしれない。注目していないというより無視する立場にある。骨髄造血説に立脚するかぎり、食べものはエネルギー（カロリー）と栄養素の解釈でコト足りてしまう。「食は命なり」と、食物を生命ととらえる直感は腸造血説によって正当さを証明される。

骨髄造血説による食べもの観は、食物を自動車や航空機や機関車の燃料と同じに解釈する。計数化しないことには利用法がない。利用法がなければ価値はない。価値をもたらすには計数化が基本になる。食べものをカロリー表示によって、その価値化をはかることになってしまっている。

古来日本人は、どちらかというと、結果よりも過程を重要視して大切にする傾向があった。結果も大事にはしたが、それ以上に結果に至る過程を重視したものである。現代は結果を重視して手段をあまり問わない。栄養学にかぎらず、日本人自身がモノの見方、考え方に、生命の流れを無視するようになったからといえる。目に視えないモノゴト、特に生命などというものはあってなきようなモノと、数字にとらえられないモノゴトは手に負えなくなってしまった。目に視え、計数化できる世界のみが価値ある現実の世界、有用の世界という考え方とものの見方が通念になってしまっている。目に視える世界は、目に視えない世界によって形成され成立されているということや、計数化できる世界は、計数化できない世界から生まれているということなど、視える世界と視えない世界の認識が全く成されなくなってしまった。

食べものもモノと見るか、生命《いのち》と視るか、これが正しい人生観・世界観、自然観をもてるかどうかの鍵である。健康と平和と幸福の鍵となる。

現代医学と栄養学が、食物をエネルギー材と栄養素材としか見ないのは、目に視え難い生命現象のもっとも重要な部分を視ないで、結果だけを問題にしているなによりの証拠である。それゆえに、食物というモノはエネルギー（カロリー）と栄養素さえ備わっていれば、いつ、どのように食べようとかまわないという教え方や指導や献立となる。

正食医学および正食においては、食べものに関するかぎり非常に厳格である。どのような環境・風土（日光・空気・大地・水）で、どのようにしてつくられたか、いかなる品種でいかなる特性・特質か、身土不二の原則に適合するか、料理法・食べ方に至るまで、食べものを生命としていただく作法や生き方にきびしい。口に入れてカロリー化しさえすればよい、栄養素が所定量以上に含有されていさえすればよいだけでは済まない。ヒトとしての正しい食べものを求める。

なぜに正しい食べものでなければならないか。

それは、人体に最適の食物モネラを得んがためである。正しい料理法、正しい食べ方もこのためにほかならない。

それではなぜ、人体に最適の食物モネラでなくてはならないか、食物モネラとは何か、この点を述べなくてはならない。くわしくは千島喜久男博士の『革新の生命・医学全集』（千島喜久男全集刊行会刊）、ならびに森下敬一博士の『血球の起源』（生命科学協会刊）などを参照されたい。ここでは両書の一部を引用しながら進めさせていただく。

①「モネラ（Monera）」という言葉は、ギリシャ語で「最も簡単なもの」という意味である。

②「モネラ説」は細胞の系統発生過程の理論としてヘッケル（Haeckel, 1834～1919）によって唱えられた。

③ヘッケルは、原始生物が一挙に有核細胞として出現したものとは考えなかった。原生動物や下等微生物を調べた結果、彼は核のない単なる原形質の微小塊が有核細胞の起源であると考え、これを擬細胞（cytode）と呼び、かような構造をもつ下等微生物の類を特にMonera（単虫類）としてアメーバの如き変形虫類と区別した。

④モネラこそ無機物に近い最も簡単な構造の始原的個体であり、それは「器官（プロビオント）のない生物」もしくは「無構造のプラッソン（小塊）」であり、「このように均質に分子組成によってつくられた――全く未分化な――無機結晶に近い生命体だけが始原発生の結果として生まれてきた。これが、他のすべての生物の祖先となり得たのである。ところで、このような始原的生命体が、その後の発展を遂げるに当って示した最も重要

なできごとは、まず第一にプラッソン（無構造の小塊）における核の形成であった。それは、化学的変化であるし、また蛋白質塊の中心部でおこる物理的変化でもある。核の構成要素は、もともと周囲の原形質の中に一様に分散して存在していたものだ。それが中央に蝟集し、いくらか化学的な形状を異にした蛋白体の核が形成されるに至る。このような過程によって、モネラから細胞ができたのである。であるから、始原的生命体は、次の二種類の基本的な型に分けられる。すなわち、モネラに似た無核の原形質の塊（ごく早期の発展段階）と、すでに核を有する細胞（もっと遅い発展段階の原形質塊）との二つである」

⑤そしてヘッケルは、その実体について、つぎのように定義づけている。「これは、最も低級な生物である。その全体は、それなりに完全に成育していて、自由に動き回ることも可能な――均質で無構造な――原形質塊である。むろん、それは生きており、栄養と繁殖の機能をもった蛋白質によってつくられている」

⑥以上のようなヘッケルのモネラ説に対して、さまざまな賛否論が出たのはいうまでもない。学術的な微妙な表現方法はともかくとして、千島・森下学説は、赤血球は食物から腸で造られる。その過程に食物が食物モネラとなる段階のあることを注目し、重要視し

ている。
⑦桜沢は、千島の腸造血理論の正当性にいちはやく着目し、この説を支持し世に紹介している。大森は難病治療体験によって、腸造血説の正当性を確認し、腸における食物モネラ説を肯定している。食物をいかに活力ある生きたモネラ化するか、できるか、が彼の治療の根幹になったとさえいえる。
⑧私は「モネラ」をつぎのように言語学的にもとらえる。

モネラ＝｛茂根羅
茂根螺｝

腸造血説によれば、食物モネラは絨毛に付着して絨毛から吸収されるが、一部は絨毛表皮に代謝していく。そして順次、絨毛そのものに変化していく。絨毛とは「羅＝うすぎぬ、うすもの」の根の茂ったもの、あるいは茂った根であり、「螺＝うずまき」状に茂った根であり、そこで赤血球が造られ、絨毛組織細胞自体も一部が血球に変化していく。食物モネラと絨毛とはコトバの関係からも以上のように解せる。

腸造血説は本当に正しいのかどうか、千島・森下の一学説だけで信用するのは無謀とも考えられる。そこで、腸造血に関連する事象を、私なりに考察してみた。

その一つに、古来、中国および東洋で用いられてきた陰陽五行説がある。これによると、五臓のうち心は五腑の小腸と共通共生しており、五色は赤で赤血球・血液の赤に通じ、五主は血脈、五香は焦、五味は苦《ニガイ》、五悪は熱など、腸と血の相関々係の一体性、密接性をうかがわせるに十分である。古代においては、骨の髄の生体解剖や検査ができなかったから骨髄造血に気付けなかったといわれるかもしれない。しかし、科学が発達した時代に現われた骨髄造血説の根拠は、調べてみると非常に稚拙で、とても陰陽五行説に対比できるものではない。

さらに、腸造血を裏づける参考資料として、千島博士は、若くして両手両足を壊疽病で切断した女性が七十余歳まで元気に丈夫に生きられた実例を示している。造血が骨髄でなされているのなら、四肢を失っては身体を維持しきる血液はつくりきれない。それにもかかわらず生きながらえたのは腸が健全だったからと説明している。このほか、戦争で腕や足を失いながらも腸の健全な人は生命を全うし、四肢満足でも腹を銃弾などで損傷した人は生命を失っている例は多い。

また、わが国の武士道においては「切腹」がある。腹を切るとは、宇宙生命と自己生命との関《かか》わりが腹＝腸にあることを知ってのことと、しのばれる。「切髄」とか「切骨髄」とか「骨

五臓の五行色体表

五臓	肝	心	脾	肺	腎	膵臓は三焦に属す
五腑	膽	小腸	胃	大腸	膀胱	三焦を加えて六腑
五行	木性	火性	土性	金性	水性	五行の所属
五親	水子	木子	火子	土子	金子	相互関係
五根	目	舌	口唇	鼻	耳	二陰は腎に属す
五主	筋肉	血脈	肌肉	皮膚	骨	五臓の栄養補充
五支	爪	毛	乳	息	髪	精気の発する処
五季	春	夏	土用	秋	冬	季節の配当
五色	青	赤	黄	白	黒	色の所属(皮膚色)
五香	臊	焦	香	腥	腐	香りの所属(体口臭)
五味	酢	苦	甘	辛	塩	各臓の好む味
五悪	風	熱	湿	燥	寒	五臓の嫌う外気
五志	怒	笑	思	憂慮	恐	感情の所属
五精	魂	神	意智	魄	精志	精神の所属
五液	泣	汗	涎	涕	唾	分泌液の所属
五変	握	憂	吃逆	咳	慄	五臓の変化
五声	呼	言	歌	悲	呻	声の所属
五穀	麦	きび	粟	稲	豆	五臓の穀物
五菜	にら	らっきょう	葵	葱	豆葉	五臓の野菜
五果	李	杏子	なつめ	桃	栗	五臓の果実

「髄を断つ」とか「骨髄を切って自殺した」などということは、聞いたことがない。切腹とは、腹こそ己れ（人間生命）の根源と知っていての自己および血統の断絶にほかならない。古の人は、直感的に腸造血の生理を感知していたのではなかろうか。

こうしたことを総合すると、食物が腸で赤血球に新生される腸造血説は、いろいろの観点から理論と事実が一致している。

食物モネラ

口から入った食べものは各消化器官を経て腸に至る。そこで食物モネラとなる。食物モネラは、一部はエネルギー源となり、一部は絨毛表皮となり赤血球となり、一部は栄養素として吸収され、さらに一部は腸内細菌叢の栄養ともなり、血となり肉となる。腸造血説は、これらの全過程を特に重視している。

なぜ人体に最適の食物モネラでなくてはならないか、この問に答えるなら、「生体に最適の絨毛を生成せんがためである」といっても過言とはならないだろう。私見にすぎないが、それは絨毛こそ体外の大宇宙生命力が人体宇宙生命力に転換、授受される境界であり、体内原子炉だからではあるまいか。絨毛を専門に研究している人達は、こうした点を、すでに解明しているのかもしれない。

「生体に最適の絨毛を生成せんがため」の答に対して、「なぜに生体に最適の絨毛を生成せねばならないか」の疑問がわく。

それに対して、肉体原子炉を最優秀状態に構成するためと答えてもよいだろうし、もうすこし具体的になら、自分に最適な赤血球を新生せんがためと答えられる。

「なぜ、自分に最適の新生赤血球とせねばならないか」

それは、新生の赤血球によって新生の健康細胞をつくり、新陳代謝を旺盛ならしめるためにほかならない。さらにつけ加えるなら、健康の七大条件を達成し、実現せんがためにである。健康と平和を実現するためともいえる。

例えば、食べものに毒性を有する物質（例えば化学薬品、有害食品添加物、放射性物質、遺伝子を損傷したり操作されたモノなど）が含まれていたらどうだろうか。食物モネラは、その分だけでも、正常でも清浄でもないはずである。体内の各種消化液や酵素類や内分泌ホルモンや体内微生物類が総出で活躍して、毒性や異常を中和したり排泄してくれるとしても、本来正常で健全な食べものと同じ食物モネラとなるとは考えられない。食物モネラに欠陥があれば、それによって形成される絨毛のでき具合も性能もちがってくる。絨毛が欠陥を帯びておれば、そこでの原子転換は十分とはいかないし、そこでつくられる赤血球も何かしらの欠陥を帯びたもの、ないしは欠陥を帯びやすいものになろう。

この赤血球によって生成組成される細胞も、それ相応の仕上りとなっていく。危険素因や要素が、この一連の過程に多ければ多いほど、絨毛も赤血球も、さらには白血球もリンパ球も、血液全体も欠陥や欠点を内在させることになる。細胞や組織が異常性能を生じたり侵されるのは、これらの集積の因果応報にほかならない。

大森が正食を強調するのは、ガン細胞など異常細胞が、多くの場合、食べものと食べ方によって決定づけられることを解明しているからである。毒性を有したり、人工的に異常な操作や加工された食べものや食品は論外として、彼は植物性食物と動物性食物のちがいを精細に分析している。

正しい食べもの（穀菜色）を、正しく料理し、正しく食べるのは、「食べもの→食物モネラ→絨毛→赤血球（血液）→細胞（組織）＜↗エネルギー ↘新陳代謝＞→排泄物（排泄）」の作業過程を充実させ完全に作動させる。私達の生体は本来、植物性食物で生活する構造と生理の機能で成り立っている。

動物性食べものでは作業過程に狂いが生ずる。動物性食物が多ければ多いほど、体内での生理作業過程の狂いは多くなり大きくなり、それが体調の狂いとなって出現する。血となり肉となり体液となり体質となるすべてが、植物性食と動物性食とでは異なる。

食べもののこの一連の変化する体内作業工程や過程を、現代医学や栄養学も精密に研究はしている。しかし、内臓（器官）や組織を生命あるものとはみないで機械の部品と同等視しているので、腸で造血という最大の生命活動が行われていることは認めたがらない。食べものがめぐりめぐって血となり肉となるのは否定しないものの、それとて骨髄で血液は造られるのであって、食べものはエネルギーと栄養素のもとであるにすぎないという観点を崩さない。したがって、動物性だろうと植物性だろうと、適度なカロリー量があって栄養素が十分であれば、どんな食べものでも食欲に応じてたくさん食べてかまわない食事指導となっている。

優秀な理論による医師と栄養士によって、わが国の医療と栄養はすでに数十年にわたって指導され実施されてきている。それなのに年々、ガンを初め各種生活習慣病、難病、奇病は増加していて、いっこうに減りそうにない。各種の統計資料はこれを証明している。現代医学や医療や栄養学の基礎的な理論に重大な欠点と欠陥があるからにほかならない。

正食医学は野暮で危険な民間医療であると、医学関係者から見なされることがある。しかし、食物を単純にエネルギーと栄養素としかみない現代医学と、食べものを生命とみなしている正食医学と、どちらが科学的な姿勢といえようか。現代医学は文明の利器を完備している。文明の利器を完備した体制や制度を科学的とするのなら、この認識はおかしい。要は病気や病人を出さないことであり、病気や病人をたちまちに治して減らすことの度合が、科学的かどうかの尺度でなくてはならない。現代医学と医療は科学的にみえて科学的でなく、正食医学は非科学的にみえて科学的である。現代医学は科学的という形式にとらわれて生命を見失っており、正食医学は形式ではなく生命の実体を直視している。

私達は何のために食べるのか。食の原点を見直し考え直さなくてはいけない時に至っている。私達が食べものを食べるのは、健全な赤血球（血液）を造るためにほかならない。赤血球こそ生命である、とさえ言える。「食は命なり」と言うのは、食べものこそが赤血球となるからであり、食の正邪によって、赤血球の生命力と運命の正邪が方向づけられ、人間自身の健康や幸福や運命の度合が決定づけられるからである。

食べものが食物モネラとなり絨毛となり赤血球となることを記したついでに、もう一歩踏みこんだ考察をしてみたい。学術的なことは千島・森下学説にゆずり、無双原理で補足することにする。

前節において、「食べもの→食物モネラ→絨毛→赤血球（血液）→細胞（組織）〈エネルギー／新陳代謝〉→排泄物」を記した。「食」を生命の流れとしてとらえる正食医学の特徴を明白にしたいがためである。実際には、文字や言葉や数字では表現しきれない複雑で神秘的な変化が成されているのは言うまでもない。すべてを文字と言葉で表現するのは不可能だから、特に重要な点を補足してみたい。

まず、「食べもの→食物モネラ→」と表記した部分の目に見えない世界を、無双原理という魔法のメガネで観察してみる。

「宇宙の秩序」の解説で、素粒子が元素を生じ、元素が集合して太陽や星々や地球を誕生させたことを述べた。そして、日光・空気・火・水は地球上に植物・動物生命を誕生させ、それの果てに人類の誕生となった。地球という、海洋をも含む大地が地球上の全生物生命を誕生させたといってもよいだろう。大地は生物にとって「食」にほかならない。大地なしに地上生物の生命現象はない。すべての生物にとって、「大地は命なり」と換言できる。すなわち「大地＝食＝命」といえる。生物にとっての「大地」と人にとっての「食」とが同じであることがわかる。人にとっての食べものは大地にほかならない。

食べものが大地なら、食物モネラは一体なんだろうか。食物モネラは、地球という大地の、何に相当するのだろうか。

土には無機・有機のさまざまな物質のほか、さまざまなバクテリア類を初めとする微生物、昆虫類などが棲息し、活動している。彼らは土を「食」として、私達の肉眼では見えない生命現象を果てしもなく行っている。土からさまざまな栄養素や微生物や虫などが自然発生するメカニズムはいまだ完全には解明されきれていないけれど、この部分こそ腸内の食物モネラに相当する。食物モネラもいまだ明確にはとらえられていない。

土自体が栄養素や微生物や虫に変化すると同様に、食物モネラの一部は無生物とも生物とも判別しかねるDNAや生理ウイルス、原生生物と称されているバクテリアやアメーバ等々に変化し、またある一部は絨毛の表皮細胞に変化し、というふうに土の世界の現象が食物モネラと絨毛の表皮境界の世界で再現されている。ここでの生命現象が、その後の生命現象のすべてを左右しているとさえいえる。

農業において土づくりが生命であるのと同じに、「食物モネラ」づくりは、人の生命づくりを決定づける。この段階での成りゆきが、人の一生のすべてを決定するとさえいえそうだ。食物モネラとは、エネルギー源、栄養素源であると同時に、さらに遺伝子（DNA）構成素材源でもあり、腸内微生物創生素源でもあり、絨毛表皮形成素源でもあり、赤血球・白血球・リンパ球源でもある。

人類はいまだ、地球という大地の組成分や組織・構造・ハタラキ・生命現象、さらには地球最深部や中心部で行われているであろう原子転換などをすべて解明してはいない。それらすべてを解明しきるのは、おそらく不可能であろう。と同様に、人体内の腸内の食物モネラと絨毛表皮層でも、フシギなフシギな神秘的な原子転換や生命現象が行われていて、それらをすべて解明するのは生体にては不可能であろう。それらは神のみが支配する世界といえそうだ。

これゆえに、この世界での活動や現象が十分に行われるために、食べものという大地は自然で正しいものでなくてはならない。食べものが化学農薬や化学肥料などの化学薬物によって汚染されていたり、遺伝子工業だ、バイオテクノロジーだ、バイオ産業だなどと人為の秩序のおしつけ公害を受けたり、放射線や放射能公害の汚染を蒙っていたり、産業公害、日光・大気・水などすべての環境公害による汚染、加工段階における各種公害汚染等々、あってはならない。微少・微細・微妙な汚染が複合しあって、食物モネラを汚染物質化する。公害汚染された食物モネラが素材では、健全なDNAも腸内バクテリアも絨毛組織も赤血球も生産されない。汚染に比例した欠陥をもつDNAや生理ウイルスや、腸内バクテリアや、絨毛皮質や赤血球ができ上ってくる。

物質文明の進歩発展に比例して、複雑怪奇な難病、奇病が出現して止まないのは、食の汚染による食物モネラの不健全化と内臓機能の低下や障害に原因する。

千島博士は、「ウイルスはDNAの固まりである」と述べている。DNAは遺伝子であって、生物ではない。食物の段階で各種の公害によって遺伝子素材自体が傷ものであれば、食物モネラの段階でどう組み替え作業が行われようと、傷のある障害もちのDNAとならざるを得ない。障害もちのDNAは特異のウイルスになるし、逆にまた不良なるウイルスは障害もちのDNAにもなって、遺伝子や生理ウイルスの世界に健全なものと不健全で障害もちとが混在することになる。

不良分子は不良分子で結合したり団結して、そこに複雑怪奇な病的なウイルスを発生させる。不良遺伝子や不良ウイルスが、それぞれ欠陥をもつ不良分子で結びつきやすい現象を類呼現象(類が類を呼ぶ、同類が同類に呼応する現象)と称してみたいが、こうした現象が目に見えない世界でも行われる。

このように、食物を人為的に汚染するのは、遺伝子やウイルスを人為的に狂わせて異常遺伝子や異常ウイルスを人工的に生産しているのと変わりない。遺伝子の組み替えをいくらやろうと、ウイルスを殺す研究をいくらやろうと、片方で異常や欠陥や病的や障害のある遺伝子や生理ウイルスが際限なく自然発生する公害環境が促進されていては、ことはますます複雑怪奇になるばかりで健康への展望はのぞめない。傷ついた遺伝子を欠陥遺伝子とみなし、ウイルスを害敵とみなす生命観では本質の解明はとても不可能だ。

植物は根から大地の養分を吸収して生活している。絨毛は植物の根に相当する。根が植物の生命を左右するように、絨毛は私達の生命と生命力を左右する。

千島・森下学説が食べもの・食物モネラ・絨毛の重要さを強調するのは、人体の腸で行われている生理現象が大自然界の生態と生態系にもよく合致している。人体生態系の現象は、地球生態系の再演にほかならない。腸造血は大地の生態系の生きうつしである。骨髄造血は地球生態系のいかなる部分に相当するのだろうか。自然の生命現象界には見当たらない。

IV 正食と邪食

何を食らわんと思いわずらうなかれ?!

大森は目くじらを立て、口からツバを飛ばしながら、「アレを食べてはいけない、コレを食べてはいけない」と主張する。人々は、大の男がなんと小心よ、なんと神経質なんだと軽蔑しあざ笑う。

わが国には、男が食べもののことに口出ししたり、台所に立つのを軽蔑したり卑下する風習がある。西欧でも「何を飲み、何を食らわんと思いわずらうなかれ」が、日常生活の常識の底流にあるようだ。人間の本能が健全で、空気・水・大地・農産物・食べものがみな健康な時代は、それでよかったろう。いまは時代がちがう。思いわずらうなと命令されても、わずらわざるを得ないし、口出ししないでは済まない時代なのではないか。

すべての動物に独自の食性がある。食が生命となったのだからいうまでもない。ヒトにはヒトの食性がある。人間には人間の食性がある。人間は雑食性動物であるという学者もあるが、そういうからには、雑食性を明確に規定しなくてはいけない。雑食にも秩序がなくてはならない。ところが、雑食性の内訳を不明確にしているから、人間はなんでも食べてよい動物だと勝手な都合よい解釈をしてしまう。ひどいのは、雑食ほど健康によいなどという論にもなる。ヒトの生体の対応能力や適応性は非常にすぐれている。この融通性をよいことにして、なんでも食べてみよう、飲んでみようになっている。食べものをつくる側も、あの手この手で好奇心と味覚・視覚・嗅覚・触覚をたのしませる工夫を加えて商品となし、有害なものまでも食べさせてしまう。

雑食にもいろいろある。単純なものから複雑なものまで幅ひろい。しかも段階さえある。良性良質なのから悪性悪質なのまである。単純な悪質もあれば、複雑で毒性なのもある。どの段階のどの程度の雑食かによって、人体の対応も反応も、受ける影響もちがってくる。人体というより内臓の諸機構と機能の対応と影響がちがう。

内臓の諸機構と機能は、総力をあげて、主人に尽す。どのように尽すかというと、主人のためにもっともためになる赤血球をつくり上げるために総力をあげて働く。雑食物の中から毒性物質や因子をさまざまな方法で中和したり排除して、危険性を最小限にした分子によって赤血球をつくろうとする。しかし、この段階で、分子自体が損傷されていたり、欠陥素子であったら、どうか。人体の機構と機能では修復や改善や改良やつくりかえをしきれない損傷や欠陥を、食べものや食物モネラが組成する分子が宿命づけられていたら、どうか。

食べものが血となり肉となる。食べものが赤血球となって血となり肉となり骨となる。赤血球が細胞となって、そうした組織になっていく。この際、細胞がどのような素質や因子の赤血球によってつくられるかが、組織や器官や全身の健全さを決定する。

無秩序な雑食は危険を食べているようなものである。特に現代の雑食は危険そのものである。食べてはならないもの、食べられないものまでを、人工的な作為によって食べられそうなものにしてしまう。規定のカロリーさえあれば、それでカロリー食品になってしまう。タンパク含有率が高ければタンパク食品と称し、ビタミン含有率が高ければビタミン食とかミネラル食品とかになってしまう。熱したり、冷凍したり、凝縮したり、粉体にしたり、毒ガスにまぶしたり、放射線をあてたり、色を着けたり、香りを加えたり、ありとあらゆる方法で商品化がはかられている。

ヒトの雑食能力の幅広さを前提に、食べものの雑食化が拡大されている。これらの人為加工が、損傷遺伝子、欠陥遺伝子を食物分子界に氾濫させ、生体が経験したことのない生理反応や結合や生成をひき起こし、ついには予想も予期もしなかった異常事態や現象や症状を招来している。

例えば、畜産農家では、牛・豚・鶏などすべての畜産動物に奇病（ＥＢＳ）や奇形動物の誕生が日常茶飯事となっている。魚貝類、野菜・果樹園芸産物においても同様である。ところで人々は、奇病奇形に怖れおののくことなく、犠牲動植物のシカバネは原価に編入することによって踏みつぶし、多産・多収穫の報いを得る現代農業を推し進めるばかりである。まさに「なにを食わせ、なにを飲ませと思いわずらうことなく、ただ、多産・多収穫によって採算を得よ」が実態である。質などにとらわれるな、量産すれば金になる商品も生まれる、といわんばかりである。

こうして無精卵農法が、鶏だけでなく、農業のすべての分野を支配している。

無精卵と有精卵とでは、食用されてどこがどうちがうかという学問的な研究、例えば生理学的・化学的・医学的なくわしい研究はいまだなされていない。栄養分析による栄養学的見地からは、両者にはさしたるちがいはないから、卵は完全食品として推奨されている。卵の形をしていれば、栄養はどちらも同じとみなして、その経済性のみが追求されている。医師や栄養学者は、病人にも健常者にも、誰かれなしに、卵を理想的な栄養食品としてすすめる。彼ら自身は、家庭では、家族とともに有精卵を求めて食べている。有精卵と無精卵のちがいを、なんとなく感知している。

大森はこれのちがいを明確に知っている。彼は危篤の重病人に、もちろん症状によるが鶏卵を薬用として用いることもある。用いるのは有精卵のみである。有精卵は用い方によって特効を発揮する。無精卵では効果は得られない。有精卵と無精卵とでは生体への働きかけはまったくちがう。有精卵は自然界における正常卵であり、無精卵は本来存在してはならない異常卵なのだ。人口受精によって産卵する鶏だけがつくられ、化学合成飼料と化学薬品・栄養剤を与えられ、暗室で強制的に肉鶏にされたり産卵させられてつくられる無精卵が、栄養学的には有精卵と大差ない数値による証明だけで、わが国の食卓を席巻しつくしている。製薬、製菓に使用される鶏卵はすべてこの類のものである。

鶏卵だけではない、大量飼育方式による牛、豚などの畜産動物、養殖魚貝類、種なし果実はいうまでもなく、主だった野菜、穀物のほとんどが種子をつくれない品種に改悪されて、私達の食糧として食品化されている。

これらを食べて、すぐに病気になったり、身体に変異が生じるわけではない。かりに、すぐに病気になったとしても、これらのうちのどれが原因しているとか、無精や種なしが原因となっているというようなことを疫学的に立証することなど、とても不可能である。

生命学的には明らかに異常とみなせても、因果関係を科学的に数値が立証できなければ、現在の学問体系や制度においてはこれらを排除したり禁止することはできない。

今日、不可解な奇病、難病や、奇形児や異常な出産などが多くなっているのは、明らかに環境と飲食物と生活全般の非自然化、不自然な生活が原因しているにかかわらず、因果関係を証明できないばかりにすべてが放任状態である。個々の食べものや食品や、商品や、製法や、農法や、それらを追及して責めたてでもはじまらない。処置なしの時代になってしまっている。文化のありかたを問い直し、生活のしかたを根本からやり直すしか方法はない。

現代は人類を静かに死に至らしめる科学技術の時代なのかもしれぬ。激しく死に至らしめば殺人行為とみなせて、即刻に取締られたり禁じられもするのだろうけれど、バイオテクノロジーなどもっともらしい、わけのわからない流行語に酔い痴れながら静かに死への行進をはやめるのも文化的手法かもしれない。

こうした時代に、「なにを食い、なにを飲まんと思いわずらうなかれ」の聖訓に忠実に、出されたものを、売られているもの、流通しているなんでもを、ありがたがって食用するのがはたして正しく賢明なのかどうか。私には正しいとは考えられない。このような時代にこそ正しい生活の知恵が必要なのではないか。正邪を見分ける知恵と観察眼が必要なのではないか。特に日々の食生活において、正しい食べものと正しくない食べものを見分けられなければ、現代人の食事は雑食・邪食に陥ることは間違いない。

「雑食・邪食の報いを人はみな自分の責任として、厳粛に受けとめるべきである」と大森は言う。食べたいものを食べたいだけ飲み食いしたのだから、それによって病気になっても、自分で治せと言う。

私も、それが本当だ、と思う。

ところが実際は、そうでない。責任の尻拭いを医者や病院へ。それで治らなければ、わらにもすがるで大森に押しかける。彼は、いまでは、病気治療には閉口している。病気を治してやってしまっては反省にならない。治療より、正しい食べものを、正しく料理し、正しく食べる生活の実践の方を強調している。これこそ根本療法であり、予防医学の真髄だからである。

ここで、正しい食べものとは何か、正しい食べものとそうでないのを識別したり鑑別するにはどうするのか、ということが問題となってくる。こうした時のために、桜沢は陰陽による無双原理を遺した。

大森は、生命と生命力を活性化する食べものと摂取法を、正食および正食法と説明している。食べものをどう活性化できるかは人によってちがう。彼は、何千・何万の病症と病人を治療指導しながら、誰にでも通用する正しい食べものと食べ方を追求した。そして、ヒトとしての正しい食べものを規定する。その結論が、純穀菜食である。純穀菜食こそ心身を正しく活性化する唯一の最高で最終の食べものであった。

私は、前に、純穀菜食と肉食のちがいを血液（赤血球）を例にして述べた。活性化している赤血球こそ健全な生命現象の基本なのだ。健常者にとっても、病弱者にとっても、重病人にとっても、老幼のいかんを問わず、赤血球を活性化する食べものと食べ方（摂取法）こそ正食であり正食法なのだ。一時的に活性化するだけではいけない。いつも活性化した赤血球になる食べものでなくてはならないし、いつも活性化した赤血球になる食べ方でなくてはならない。いつも活性化した赤血球になる食べものこそ、正しい食べものであり、正しい食べ方といえる。

宿便をぬく

活性化する食べもの、食べて活性化する方法を学ぶ必要がある。体内で原子転換が活発に行われる身体は、活気が満ちている。逆にいうなら、活気に満ちている人は、体内での原子転換と新陳代謝が活発に行われている。

細胞はみな原子炉をもっている。原子炉がどう構築され、どう機能するかは、赤血球の質とハタラキの良否による。赤血球の良否は、食べものと、料理法と、食べ方で決まる。大森の主張する、正しい食べものを、正しく料理して、正しく食べることに帰着する。

「腸が赤血球をつくれなくなったら、おしまいだ」と、大森は説いている。

現代医学では、「そうした場合のために輸血は絶対に必要」としている。現代医学によれば、通常規準量に相応する血液量や赤血球・白血球数を体内に供与すれば、輸血で生命は持続される、としている。

千島喜久男は「輸血は害あって益なし」と述べている。

造血能力があるかないか、造血能力がどの程度か、これが生きる力のバロメーターといえる。

造血能力の有無は生命力の有無でもある。大森は、造血能力の回復に、あらゆる手段と方法を講じる。輸血など考えない。輸血は造血機能をダメにし、生ける屍づくりをするにすぎない。現代医学が輸血を重視し重用するのは、病人を真に生かすことよりも死なさないことに主力を置いているにすぎない。

大森の正食医学は、たとえ死に至る場合でも、その人自身の生命力の開発と向上にあくまでも寄与し、その人の神性の尊厳を確立することに集中している。生きながら屍の人間を増産して治療と称する現代医学のとり組み方と、根本がちがう。

正食医学は生命活性化医学である。自活を追求し、自活を促進し、自活を獲得する根本療法である。

これに対して、現代医学は生命不活性化医学ということになろうか。活かさず殺さずで、他力によって呼吸と心臓を管理しているにすぎない。明らかに対症療法である。

「二十日で病気を治す根本は、どこにあるのですか」と、私は大森に質問する。言葉だけでは説明しきれないこととわかっていながら、私はその秘訣を知りたくてたずねた。

「患部に新しい血液を、どの程度、どのように送りとどけられるか、集められるかが問題」と彼は答えてくれた。

新しい血液とはどういう血液かについては、すでに書いた。

「単純な説明ですけど、赤血球にも二種類ある。陽性と陰性の二種がある。白血球やリンパ球、その他すべてにも同じことはいえる。陽性な赤血球に、また二種類がある。動物性の食物でできたのと、植物性の食物からのと。骨髄でつくられたのはどちらか、腸でつくられたのはどちらか、という見分けもできるし、しなければならない。陰性の赤血球についても同じです。それぞれの赤血球は、みな性格も性質も、はたらきも活き方も、活力もちがう。患者の症状と状態と体質などを総合的に診断して、どの赤血球がいま、いちばん症状に適応して必要かを判断し、それに相応しい食箋《しょくせん》にしなければならない。造血能力のある患者か、ない患者かによって、輸血や造血と同じような作用をする動物性食品を緊急的に薬用として与えねばならないこともある」

「患者に造血能力があるか、ないかを診る方法は?」

「病人の状態と症状でわかる。血色、肌のつや、目の色、目の光、声の色、声量、唇や舌の色やつや、体温や脈拍、呼吸状態などいろいろある。ダメな病人にはダメなシルシが、ちゃんと出ている」

「患者に造血能力を回復させるには?」

「一時的に緊急に回復させる場合と、時間をかけて回復させて間にあう場合と、病人の症状と状態による」

「二十日間という限定した期間内で――」と、私は、いかなる病気をも二十日で治す場合の具体的なスケジュールを知りたいと思っている。

大森は、腸造血も骨髄造血も肯定している。細胞の逆分化現象による赤血球化を造血と見なすなら、腸はいうまでもないとして、骨髄も造血器官にちがいない。しかし新しい活性力をもつ赤血球は腸で造られることを、彼は治療によって観察している。

「まず、宿便をぬく。よほどの重病人でなければ十日でぬける。普通なら四日でぬけはじめる。宿便がぬけると新しい血液が生まれはじめる」

宿便とは、腸壁にこびりついた古便や枯渇化した組織のことである。過去の食歴、体質によって、いろいろの宿便になっている。腸壁は、健全状態では、栄養を吸収し赤血球を生み出す機構の絨毛によって一面に被われている。その絨毛が、コンクリートやアスファルト状化した古便によって埋めつくされて呼吸《いき》ができない状態では、養分の吸収や造血どころではない。宿便のこびりついた部分は腸機能障害を生じ、その部分に通じている内臓や組織の機能は低下したり障害を生じ、病状となる。宿便は万病の原因と称されるが、その通りである。一部分の宿便がぬけただけでも症状は好転し、活力は増大してくる。宿便を上手にぬく医者は名医である。

大森は宿便ぬきの名人である。彼は、病人の腸の状態や宿便をぬく方法を、病人ごとの特徴を見ぬいて食箋の処法にとりいれている。彼は決して無理なぬき方をしない。病人の自力を基準にして行う。

彼の方法は西洋医学者や医師には理解できない。一九七六年と七七年、彼は招かれてアメリカで「食べもので病気を治し健康になる法」の講演旅行をした。その講演のなかで、宿便をとる説明をした。西洋医達は、大森の方法を必要ないと主張してゆずらなかった。彼らは、古便の宿便を排除して絨毛を清浄状態にするのなら、腸管を切開して洗浄すれば、十日間も断食や半断食をして身を苦しめる必要はないと考える。断食や半断食や少食で、必ず確実に、宿便が排除される確証のないことを、彼らは不経済と考える。切開して洗浄すれば一〇〇%確実だ。確認もできる。時間も短くて済む。大森の方法は神秘的で宗教的な難業苦業に見なされたようだ。

言葉の壁によって十分な説明がいきとどかないせいもあるが、西洋と東洋の思想のちがいは意外と根深い。人間の技術や力にたよるか、神の力のはたらきにたよるかで、診察、診断、治療法など根本的にちがってくる。

大森は、病人に神の力を授けることだけを念頭に、専念している。彼は自分が治してやっているとも、自分が治してやったなどとも考えていない。治すのは神(自然治癒力)であることを彼は誰よりも承知している。

「宿便がぬけると腸壁がよみがえる。腸壁がよみがえると新しい絨毛が生じ、新しい赤血球が誕生する。新しい赤血球は患部を活発に新陳代謝する。新陳代謝が活発に行われるようになれば、患部はぐんぐん治りはじめる。活性化した健康な赤血球をつくるには絨毛に活性化した穀物の食物モネラを供給しなければならない」

「宿便をぬくのに一番よい方法は?」

「断食か半断食か、玄米正食の少食です。どれにするかは、病状と病勢と体力で、体質、年齢、環境などを総合的に考察せねばなりません」

素人が断食で失敗する例は多い。時には専門の道場や医院などでもある。多いといっても病院や医院が治療に失敗するのにくらべれば問題にならぬほど少ないのであるが、時たまの失敗が大きくとり沙汰される。

かつて、一世を風靡《ふうび》したミルク断食療法が医事法やら脱税行為やらで社会問題として大きく話題にされた。ミルク断食療法そのものは、末期ガン患者を救済するのに、かなり効果があったのは事実のようである。現代医療が治せないで見放したガン患者をなんとか救おうとしたすえに発明された療法の一つである。

この療法で救われた人もかなりある。効果が顕著な民間医療は、それが評判になると、官制の現代医療のめざわりになってくる。見過ごしておかれなくなる。ミルク断食療法の最大の欠点は、動物性のミルクを使用したところにあると言えよう。この点が宇宙の秩序違反にあたる。植物性の穀物ミルクであったら、その効果はおだやかでさらに確実であったろうし、発明者自身教祖的感覚や錯覚に陥ることもなかったろうし、法律違反などというワナに陥ることもなかったかもしれない。

このほか、いかに正しい断食法であっても、断食する者の運命や寿命で、死亡に至ることもある。病院では数しれぬ死亡が毎日あるにもかかわらず、日常茶飯事なのでニュースにもならないが、断食での一例は大きく犯罪的に報道される。そして、断食そのものを否定しにかかる。しかし、断食が偉大な治療師であることには変わりない。断食を正しく賢く行えば、病気になるようなことはないし、奇蹟を行う超人になる場合さえある。

「腸は人体の原子炉である」と述べた。人体の原子炉を正常に運転し、活動させるにはどうしたらよいか。

大森は「宿便をぬき腸機能を高めること」を最重要ポイントにしている。宿便をぬかないと原子炉は十分に活動しない。となると、宿便をぬく方法が問題である。

宿便をぬくのには、どのような手順で、どう行うか。私が大森から学び、私自身が実践し、正食医学で基本的な方法として教えられていることを記しておこう。身体の状態と症状によって臨機応変の処置をせねばならないのはいうまでもない。また疾病と傷害とでは救急の対応が異なるので、ここでは原則として疾病を基準としておきたい。

㈠　最初の確認事項は、患者は飲食できる状態か、できない状態か。排尿排便のできる状態かどうか。

㈡　飲食できない状態の場合、飲食する意思があってもできないのか。飲食する意思も意識もないためにできないのか、どちらか。

㈢　飲食できない。あるいは飲食していない状態がどの程度の期間におよんでいるか。

㈣　飲食する意思も意識も失っている場合で、しかもかなりの期間におよんでいる状態の場合は、好ましいことではないが、注射や点滴による医薬および栄養の補給を要するから病院での処置が必要である。

㈤　正食医学は自分で自分の病気を治す医学だから、飲食できる状態か飲食する意思ある状態が原則して前提となっている。それゆえ病院での適切な処方ののち自主的な飲食と排泄が行えるようになって、改めて食べもので疾病を治したい意思の時に医師との相談の上で対処することになる。

㈥　飲食できる患者であれば、家族ともども、「食い改め」から始まる。
病気はそのほとんどが飲食の間違いの結果であるから、食い改めは絶対の条件である。いかなる食い改めをするか、させるかは、疾病の症状、状態によって食べもの、料理法・食べ方などの処方を決める。私達はこの一連の処方を食箋と称している。食箋の厳守はいうまでもない。

(七) 患者は病気をなんとしても自力で治すという意思をもたなくてはならない。家族や付添人（看護人）は患者と一体となって、自分達の力でなんとしても回復させるという愛情がなくてはならない。患者への食事、手当、看護に細心の注意と配慮がなくてはならない。

(八) 食箋による正しい食べものが口に入った瞬間から、生体内では宿便を排除する活動が始まる。胃腸を初めとして各臓器・器官の活動に順応して、順次、宿便が出始める。ただし疾病の状態や患者の体力などによって、その出方、出る時期などは一定ではない。

(九) 患者の状態に応じて、宿便の排泄を促すための腹部・背部・腰部などへの生姜シップ、里芋パスターなどによる手当を施す。このほかにも患者の体質、くせなどに応じた手当を適時施す。（生姜シップ、里芋パスターについては後述する。三三〇頁参照）

腸の機能回復に宿便をぬくことが基本といっても、簡単にぬける人、ぬけない人、なかなかぬけない人、ぬいてはならない状態の人、強制的にでもぬかねばならない人など、病状によってさまざまである。できるかぎり患者自身の体力による自然の排泄にむかわせるのが正しい。その基本が玄米正食で、玄米を主食とした正食をしっかり行うかどうか、行えるかどうか、この点が正食医学の最重要ポイントである。玄米には、正しく摂取しさえすれば腸を蘇生する力がある。腸がよみがえれば赤血球がよみがえる。赤血球がよみがえれば白血球・リンパ球・血小板など血液全体がよみがえる。血液がよみがえれば細胞も組織もよみがえる。こうして自然治癒力は高まって治療は促進する。玄米には宿便を自然に排泄旺盛にする成分がたくさん含まれている。

正食とは「正しい食物を、正しく料理し、正しく食する」の一文に尽きるけれど、これが無双原理によって、患者の症状や状態や状況に応じて千変万化に活用される。「食こそ最高の薬」であることを、大森は正食医学によって説明している。彼は私達に、食を最高の薬とする医学を伝え、教えてくれているのである。正食によって宿便を排泄し、正食生活によって宿便をもたない人間づくりをする、これが正食医学の目的の一つである。

さて、宿便をぬく方法としての一般論は以上の程度にして、末期のガン患者やそれに準じる重病患者の場合はどのように対応したらよいだろうか。

末期のガン患者は、ほとんどが腸での造血力を失っているか、造血力がのこっている場合でも、ガン増進を促進しているような悪い血液しかつくれない状態になってしまっている。腸で造血されなくなると、骨髄造血が主となる。骨髄での造血は、前に記したように、新生赤血球造血ではない。再生赤血球だから、新生赤血球ほどの活性力はない。体力の現状維持を補う程度のはたらきしかできない。大森が、腸機能を回復させて新生赤血球の生成に治療と治癒の基本があると指導するのは、現状維持をのりこえる力を生み出さんがためだ。もし、骨髄が人体での主たる造血機関であるのなら、現代医学は骨髄機能を正常にし、高める医療をまず基本としていなくてはいけない。

ところが、骨髄への基礎的な配慮が行われている所見は白血病以外には乏しいし、なにかというと移植による対応が成されている。移植では再生赤血球しかできない。まして他人の骨髄となれば、現状維持もなしくずし的に低下する。治療回復どころではない。移植された骨髄が使い果たされれば、それ以上の機能はしない。患者の余命はおのずと限定されてくる。移植に骨髄機能回復を期待する現代医学の治療にはおのずと限界が出てくる。

骨髄移植というのは、他のすべての移植行為と同様に、一時的、気やすめ延命行為にすぎない。植物人間、生ける屍として延命させる医者・患者・家族・関係者など共通の気やすめ延命行為である。このような療法が医療の主流になっているのは、おかしなことだ。

末期患者の、ハタラキを失った腸を活動するようにするには、どうしたらよいか。ハタラキを失った腸は、自力で宿便を出す力さえない。また、多少の排便はしていても、腸壁と絨毛組織が医薬品などによって溶かされてしまっているような腸に、どのようなハタラキを出させるか。

大森が食べものによる万病治療指導の神技をもっているといっても、ハタラキを完全に失った腸では、なんともしがたい。しかし、そうした場合でも、彼はあらゆる方法を講ずる。例えば、生姜湯シップや里芋パスターなど外部から刺戟する方法や、胃腸の動きを刺戟する飲みものを加減する。微力でも腸が活動を始めなければ、食べものによる治療には入れない。

「数滴の玄米スープか玄米クリームを口から呑み込む力があれば、末期の患者でも助かる希望はある」と、彼は患者や家族を励ます。口から入った数滴の玄米スープや玄米クリームが腸を作動させるスターターとなる。生体をいかにしてめざめさせるか、大森は一滴の玄米スープや玄米クリームのハタラキを見つめてきている。与えられる玄米スープと玄米クリームの生命力が偉大でなければならないのはいうまでもない。そのためには、玄米の質、つくり方、与える時の温度、与え方、与えるタイミング、与える量など、これらすべての作業が患者の生命力をよびさますタイミングに一致する観察の下に、愛情こめた看護として施されなくてはならない。

「末期の患者には、一口の水、一口のジュース、一本の注射や点滴、一瞬の冷気・寒気、それらが生死のわかれめとなる。さらに重大なことは、生きたい、生かしたい、助けたいという心を見放したら、おしまいだ」

彼は愛情のこもった言葉の力を訴える。

一滴の玄米スープか玄米クリームや、愛情こもった明るい力強い励ましの一語、これらが患者の五感と意識にグッドタイミングで入るか入らないかによって、生命力をよみがえらすか否かのわかれめになるのだから、私達はこの一滴一語に全神経を集中してつとめなくてはならない。

病人はわがままである。わがままゆえに病気になったのだから、このわがままをどう処置できるかで、助かる助からないも決まっていく。わがままが宿便になったともいえる。わがままだと宿便ができる、ともいえよう。わがまま自分勝手な生き方、飲み食いの仕方が胃腸のハタラキを狂わせ、宿便を溜めこむ腸をつくりあげる。エゴ（わがまま自分勝手）が固まって宿便になり、さらに濃縮され凝縮されるとガンの素《モト》になって、ガン体質をつくり、ガンを発生させる。ガンの主犯は、ガンウイルスや発ガン物質よりも、自分自身である。

大森の指導を受けた患者がすべて助かっているわけではない。彼がいくら熱心な指導を行っても、患者本人と家族や看護人に、彼の熱意に応える生への欲求と努力がなければ、効果は得られない。指導努力の甲斐なく死に至るケースのあるのも当然である。そんな場合、指導に間違いがあったとか、指導者が悪かったとか、玄米正食も食養療法も少しも効果なかったと反感をもって訴え出る人も、時にはある。どこの世界にもあることとはいえ、関係者には気分のよいものではない。

そうした例に際会すると、私などは根性が悪いから、「災難に逢う時節には、災難に逢うがよく、死ぬ時節には死ぬがよく候」の良寛の言葉を憶いうかべて逃げが先行してしまうが、大森は「力不足で申しわけなかった」と謙虚にあいさつする。彼に責任ないことは明らかでも、彼は、縁あって指導したからには自分に全責任があったと受けとめている。玄米正食には不自然な死があってはならない、を彼は主張し主義としているからである。

末期ガン患者を回復させるには、いずれにしても難儀なのはいうまでもない。現代医学でも他の医学でも正食医学でも、これで必ず治せるし治るという確実な方法はない。現代医療技術の粋を用いての生命機能維持装置によって、やっと生かされている状態の重病患者が、医療の方法をかえることによって突如回復したなどということは、普通にはあり得ない。例外的に奇跡的な例が時にあったとしても、特殊な例をすべてに当てはめるのは無謀であり、通用するものではない。

そこで、私は提言しておきたい。生命機能維持装置などの医療技術は、現代医学は非常にすぐれている。各種の検査技術もすぐれている。これらの技術を最大に生かしつつ、患者の自然治癒能力をめざめさせ、よみがえらせる正食医学を導入して、患者が装置に依存しなくても済む自力を認められたら、食べものによる医療へと指導して自立を促す、このように正食医学と共同の医療がのぞまれる。いかがだろうか。

人間の医学は、本当は、新薬の開発や医療施設などの拡充にばく大な労力や費用をかけるより古来からの断食法を学問的、科学的に究めて、その科学的断食法を実用化し実践するのを任務の中心にすべきではないか。この方が、どれほどムダのない、人間自身のためにも地球資源のためにも、地球の自然のためにも、大きな医療効果があがるかしれない。科学的な断食を医療として、日常生活の常識に組みこむことは医学の正道にほかなるまい。もともと病気とは、病人に断食を促し、強制せんとする神の配慮なのだから。

玄米正食法の基本の行を重ねて、無双原理で体調を自己診察できるようになって、断食や半断食や少食断食を実行すると、めざましい効果を得ることができる。

大森は、玄米を食べながらの正食断食、半断食、完全断食などを自由自在につかい分けるが、病気を二十日で治すための宿便をぬく断食としては、玄米少食の半断食をすすめている。

断食に関して、桜沢はつぎのように述べている。「真の断食とは、食物や飲物を全く断ってしまうことではありません。むしろ逆に、命を支えるのに〝絶対〟に必要なモノには強く執着し、それだけをきびしく守るコトをいうのです」（『ZEN MACROBIOTICS』）

日々の玄米正食は、日々の断食修業の実践である、と私は解釈している。日々の小さな行こそ大切である。

桜沢はつぎのようにも言っている。

「『行』のむずかしさは、実行すればするほど、よく分ってくるのがほんとうです。そして小さな秩序ほど実は重大な結果を招くものであると云うことが、おいおいお分りになりましょう」（『人間革命の書』）

体質の陰陽

赤血球の陰陽を述べたので、体質の陰陽にふれておきたい。その前に、陰陽についてひとこと説明しておこう。

陰陽には、それぞれ特徴づける基本的な要素がある。その特徴の主だったものを図表にした「日常理化学世界の陰陽表」を参考に添付する。陰と陽の最大の特徴は、陰＝遠心力、陽＝求心力といえる。また、陰・陽を陰＝▽、極陰＝▼、陽＝△、極陽＝▲、中庸＝✡、と記号で表記することもある。

私は、生来、風邪にかかりやすい体質であった。両親は陰性傾向の飲食物を好み、私自身も食伝として好んだ。それゆえ、陰性な赤血球の支配する身体となり、陰性体質の人間に成り上がった。玄米食と無双原理のおかげで、自分の体質や性質や性格の由来を的確に診断できるようになって、風邪をひかない身体に体質改善することができた。

風邪は万病のもとといわれる。風邪にかかりやすい、風邪をひきやすい身体は、いろいろの病気にかかりやすい。本当の体質改善は、薬や栄養食などではできない。食べものと食物モネラと赤血球と、これらの総合の結果として成立している体質を、無双原理で正しく診察して、「正しい食い改め」をしないかぎり、正しい体質改善はできない。私は、正食によって、陰性すぎた赤血球を陽性化して、徐々に細胞から組織へ、組織から全身へと陽性（活性）化した。食べものと赤血球と体質の関係を正しく理解し、体質を無双原理によって観察していけば、誰

日常理化学的世界の陰陽表

☰　☳　☵　☶　☱　☲　☴　☷

赤　橙　黄　白　緑　青　藍　紫

陽極(☰)　陽極 ←――→ 陰極　(☷)陰極

熱 ←― 温 ―― 冷 ―→ 寒

苦 ←― 鹹 ―― 甘 ―― 酸 ―→ 辛

硬体 ←― 軟体 ―― 液体 ―→ ガス体

重 ←――→ 軽

活動 ←――→ 静謐

凝集圧縮 ←――→ 拡散分離

下降 ←――→ 上昇

丸し、短し、厚く、太く ←――→ 長く、薄く、細く

低音 ←――→ 高音

火 ←― 地 ―― 水 ―→ 風

怒 ←― 喜 ―― 楽 ―→ 哀

時 ←――→ 空

長波 ←――→ 電波 ←――→ 短波

H, C, Li, As等 ←――→ 各元素 ←――→ O, N, P, K, 等

プロトン ←――→ 中性子 ←――→ エレクトロン

求心力 ←――→ 遠心力

陰陽判定総覧

	遠心性(陰▽)	求心性(陽△)
生物	植物	動物
	女(雌)	男(雄)
	野菜・果物	穀物
かたち	大きい	小さい
	長い	短い
ありよう	外向的	内向的
	まわり	中心
	垂直	水平
	頂き	根
	暗い	明るい
	やわらかい	固い
	消極	積極
	遅い	速い
	気体 — 液	体 — 個体
	闇	光
	静けさ	音
うごき	上に向う	下に向う
	膨張	収縮
	拡散	圧縮
	分散	集中
	おそい	はやい
熱	冷たさ	熱さ
	しめり	かわき
	夜	昼
	冬	夏
	紫外線	赤外線

	遠心性(陰▽)	求心性(陽△)
その他	精子	卵子
	多数	一個
	電子	陽子
	酸	アルカリ
	クロロフィル	ヘモグロビン
	無機物	有機物
	交感神経	副交感神経
	白血球	赤血球
	紫外線	赤外線
	短波	長波
	K(カリウム)	Na(ナトリウム)
	N、O、F、Al、Si	H、He、Li、Mg
	P、S、Ca、Mn	Cl、Cr、Ni、Cu
	Fe、Zn、Sn	As、Pd、Ag
	ビタミンC、B_2、B_{12}	ビタミンA、D、E、K、F
	辛い、酸い、甘い	塩辛い、苦い、渋い
	黒–紫–藍–青–緑–	白–黄–橙–赤–黒
	細、薄、長、大	短、厚、丸、小
	寒 —— 冷 ——	温 —— 熱
	ガス体—液体	—軟体—固体
	空——風——水	——地——火
	哀 —— 楽 ——	喜 —— 怒
	精神 —— 心	—— 物質
	空間	時間

(『陰陽でみる食養法』山口卓三著より)

でも「食」に応じた体質になれる。体質の変化に順応して精神状態や性格も変わる。

再三述べているように、桜沢如一は、誰もが宇宙の秩序を理解できるようにと、『無双原理・易』と『宇宙の秩序』などを書いている。陰陽を解説して実用化するためである。大森は、『宇宙の秩序』を人類史にのこる偉大な書と評価している。人間世界はいうまでもなく、この世の万物万象は陰陽のもとに成り立っており、逆にまた、陰陽に解きほぐされる。陰陽観はモノゴトの判断を正確にする。

体質を診るにつけても陰陽法は簡便的確である。大森は、従来の識別法を改良して、五段階法を編み出した。単純に陰か陽かと診るのを一歩進め、陰性体質でもその中にさらに陽と陰の体質があり、陽性体質とみえてもここにもさらに陰と陽の体質がある。すなわち陰の陰か、陰の陽か、陽の陰か、陽の陽か、それとも陰陽バランスとれた中庸かという具合に診る方法である。これを図示するとつぎのようになる。

①まず、上下・左右の陰陽

空間を一線によって区切ったとする。あるいは空間なり白紙なりを一線によって仕切ったとすると、一線を横に引くか、縦に引くかによって、上下・左右の差別・違いが生まれる。どちらが陰で、どちらが陽か。前掲の陰陽表を参照しながら、単純に考えていただきたい。

右……陽
左……陰

上……陰
陽……下

この地球上では、重いものは一般的に下降し、軽いものは上昇する。軽重ひとつを陰陽表で見るとして、重くて下降するのは陽、軽くて上昇するのは陰とわかる。そこで、上は下にくらべれば陰、下は上にくらべて陽、右は左にくらべれば陽、左は右にくらべれば陰と一応判別する。なぜ右を陽、左を陰とするか。これも単純に考えればよい。むずかしく考えるとわからなくなってしまう。陰陽表で〝動き〟の欄を見ると「活動=陽、静謐《ひつ》=陰」とある。人は一般に右手がよく働き、よく使う。よく動く方を陽、そうでないから陰、こう考えればよい。もちろんもっと専門的な弁証法もある。根拠もある。しかし、無双原理は複雑でむずかしいモノゴトを単純に明解にするためのものだから、真理に通じたもっとも幼稚な答えをよしとする。なお

「陰陽」学習の参考書として『陰陽でみる食養法』（山口卓三著・柏樹社刊）をおすすめする。また、陰・陽の名称はひとつの記号であり、約束であるとする解釈もあり、桜沢無双原理と漢方とでは表示に異なる点もある。

②立体（三次元）の陰陽

これは上下左右を組み合わせることによって明らかになる。

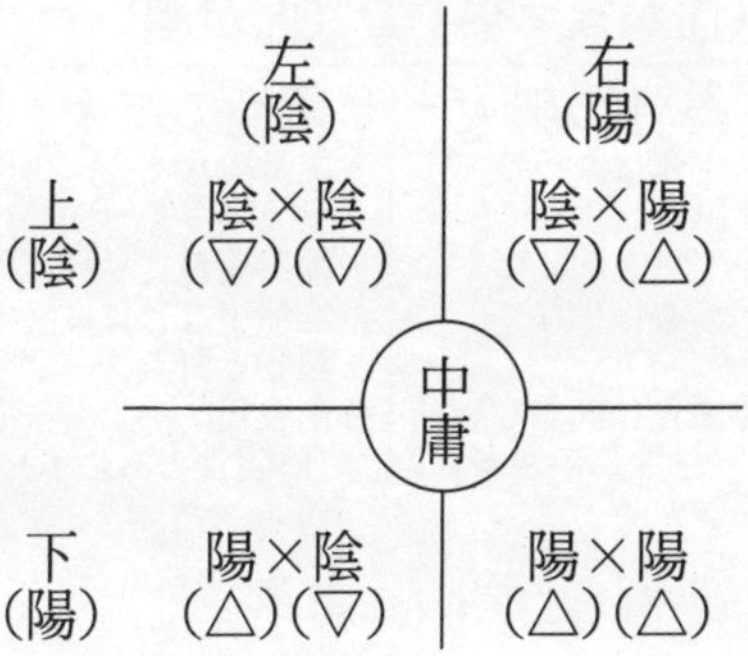

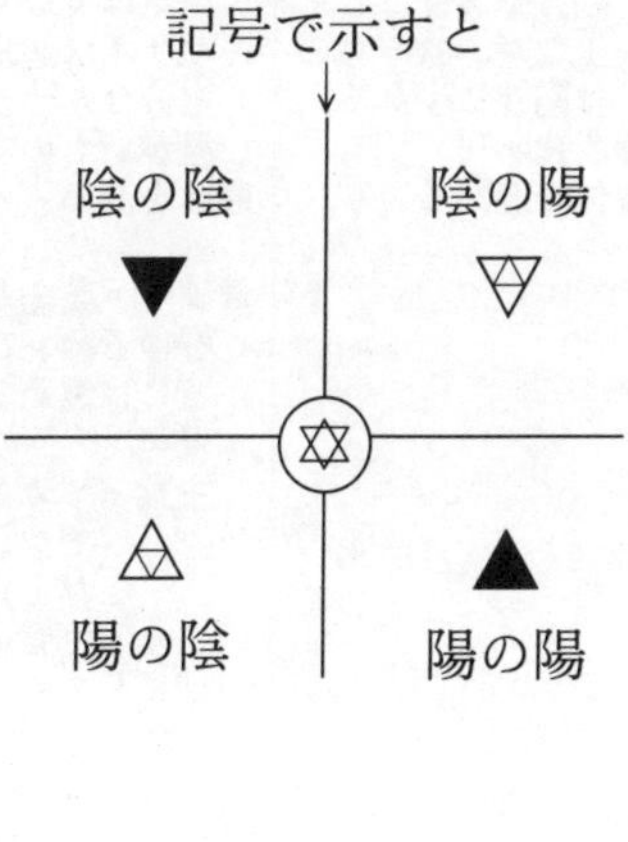

	（血がうすい）	（血が濃い）
（ふくらむ）	陰性の肥大 ・主食はふつう 副食は少なく 塩気を強めに 湯茶は少なく ●断食は向かない （陰性食の過多）	陽性の肥大 ・主食少なく ヤサイ多く 湯茶適量 塩気少なめに 穀物と野菜スープ ●断食可 （陰陽食ともに多）
（ちぢまる）	陰性の萎縮 ・主食を多く 副食を陽性にして 少なく、飲みもの は陽性に少なく ●断食不可 ●体を温める	陽性の萎縮 ・主食は軟かく 塩気は少なく ・ヤサイは適量に 水分はふつう 温かいものをとる ●体を温め、ゆるめる ●硬化・萎縮した体をゆるめ、ひろげるには温める。温泉可 主食・オカユ、ウドン、パンなど良 主食・副食の比を逆にしてもよい

中　庸

理想の健康

③大森の五段階の体質識別法

大森は右図のように、大きく分けて、陽性の肥大と萎縮、陰性の肥大と萎縮、それに調和のとれた中庸とに分けた。体質が片寄って、体の調子の悪い人は、たいていこの四つのどれかのタイプに当てはまり、調和のとれた健康な人は、まん中の中庸のタイプになっている。それぞれのタイプに適応した食事の注意も記入してある(『食物による健康法・料理法』日本CI協会編)。

自分の体質はどのタイプか、これを知っておくのは非常に大切だ。私達は、ほとんどの場合、好きなものの食べすぎ飲みすぎによって病気になっている。病気になりやすいということは、そうした飲食によって病気体質に自ら志向している。したがって自分の体質の傾向を正しく知って食事を改め、飲食を調節することによって中庸へと近づけることができる。

フランスの食通家で、名著『味覚の生理学』を書いたブリヤサヴァラン(一七五五〜一八二六)は、「キミはキミの食べたモノである」と、食と人との関係を述べている。また、ある人は「人は食べもののお化けである」ともいい、「キミが何を食べたかを知れば、キミがどんな人間かを言うことができる」とも述べている。

自分で食べてきたものは自分自身がいちばんよく知っているはずだから、両親の時代から自分の乳幼児期、少年期、青年期と順次に食歴をできるだけくわしく観察してみよう。すると、体質と自分という人間の陰陽が一段と明瞭に視えてくる。自分の過去の食事の傾向と、現在の体質の傾向が見当つけば、あとは、どんな体質に改善したいかの目標しだいだ。目標を達成させてくれる食べものと食べ方を選択し、実行すればよい。

ここで、食べもの、飲みもの、料理法、食べ方などが問題となってくる。天然自然のものと遺伝子工学とかハイテク農法だとかの産物や、工場で化学合成的に大量生産される人工食品などと、家庭での手づくり料理とでは大変ちがう。私達は生命力をいただくために食べる。天然自然のものでも、インスタント食品でも、ニセモノ・インチキ食品の類のものでも、何をどう飲み食いするかは、実のところ、あなたのご希望次第だ。

活力に満ちた健康でハツラツとした体質をのぞむなら、天然自然の生命力ゆたかな新鮮な食物を、正しく料理して正しく食べることだし、どんな人生でもかまわない、今を面白おかしく、うまいものを腹一杯食べて過ごせばよいなら、好き勝手な飲食をすればよい、それなりの結果が順次に体質に出現してくる。病気になるのも、病気が治るのも、治らないのも、治り方にちがいが出てくるのも、みんな食べものと食べ方による。

難病も奇病も、不運も不幸も、みな生ずべくして生じている。食が複雑なら複雑な体質にも性質にもなり、複雑な病気を背負い込み、複雑な人間になりやすい。食の健康度が、そのまま身体や、社会や国や、民族や人類や生物の健康と平和の度合につながっている。

体質は、食べものと食べ方、生活法（生活のしかた）で変化する。改善しようと心がければ、大いに改善できる。改悪もできる。「正しい食い改め」か「いいかげんな、間違い多い飲食」

かで体質改善の成功と不成功とは決まる。

食い改めとは、赤血球の造りかえにほかならない。食い改めによって血液は変わる。呼吸法や心のもち方も血液を変えるけれど、日々の飲食による変化がいちばん大きい。

私達は、肉眼で生きた赤血球や血液の状態や性質や生命力などを検査できない。大森は、身体があらわしているさまざまな症状によって、間接的に血液の状態を診る。五段階による体質の識別は、その一つの方法といえる。

現代医学は、血液を精細に検査できるようになった。現代医学の技術で検査し、無双原理を活用した診断で正しい食事指導をし、患者自身も正食の食箋を厳格に実践したならば、めざましい治療効果があがる。

大森は、現代医学の検査結果や資料を、尊重し参考にしている。診断や治療指導をより正確にするためにである。彼の治療法の根幹はあくまでも「正食」であるから、症状と体質を改善し、治療を促進する食べものと、その与え方に彼は精魂を注ぐ。緊急の手当に対症療法をも自在に施すが、それは正食療法を補うためであって、対症療法に重きを置いてはいない。

「三分間でよいから、新鮮な濃い血液を患部にいきわたらせよ」とは、彼の口ぐせである。新鮮で濃い新生赤血球を三分間全身に流し得たら、いかなる病気も治癒に転じる。この三分間のためにといえるくらい、彼は正食による新生赤血球造りに治療生命を賭けている。

酸性の血液とアルカリ性の血液

「三分間でよいから、新鮮な濃い血液を患部にいきわたらせよ」

大森のこのような説明を、私達は聞き流しやすい。前後に、関連の密接な説明があっても、私達は、彼の説明の焦点を絞りきれずに重要なことを聞きのがしがちである。

この説明にしてもそうだ。なんで三分間なのか、新鮮な濃い血液とはどういう血液のことか、患部にいきわたらせるとはどのようにしてか、と各文節の意味を明確に理解していないと、たいした説明ではないように聞き流してしまう。

あとになって、あれはこういう意味だったのかと回答を得られればよい。そうでない場合は、とり返しのきかない損失になる。私がこれを書くのも、私がわずかに理解したにすぎないことでも記録しておけば、人類の貴重な財産となることがあるかもしれないと考えてのことである。

もうかなり以前のことであるが、血液に関することで、つぎのようなこともあった。

「鼻血で出た血というのは、酸性の血です。もし、きれいなアルカリ性の血だったら、出血はしません。正常な血なら、体の下の方へ下がっていって腎臓に向かうんですが、酸性のにごった血は逆上してきます」

大森は、いとも簡単に、このような話をする。このことだけの話なら内容のせんさくのしようもある。前からの継続の話で、こうした説明がごく簡単にサラリと話されるので、よほどの関心がないと聞きのがしてしまう。

この時は、「鼻血」という言葉が私の注意をひいた。私は、幼少の頃、鼻血をよく出す子だった。なぜ「鼻血」が出るのか、私は少年の頃から知りたかった。私が当時お世話になった医者は、鼻血について納得のいく説明をしてくれなかった。患者が納得する説明ができないのにちがいない。現代の医者や医学は、どうなのだろうか。「鼻血」に関してだけでもよい。どのような見解で、どう説明できるだろうか。

例えば、いま、鼻血を出しがちな子か、鼻血を出している子を母親が医者に診てもらっているとする。現代の医者は、どう応対し処置するだろうか。その医者が小児科医か内科医だったとする。彼はまず、耳鼻科へ行くようにと指示するにちがいない。

耳鼻科医は、鼻の奥の毛細血管の破れているのを診て、その箇所に薬液を塗布するなり吹きつけるなりして、傷の手当てをする。鼻の奥にハレモノ（腫瘍）のようなものがあって、それが血の出所であれば、その腫瘍の検査がはじまり、その結果によって投薬やら医療光線照射やら切除手術など、薬か光線か手術かの方法が講じられる。これが一般的だ。

私は子供の頃、よく鼻血を出した。顔がのぼせては出し、寒い日のつめたい空気を吸ったといっては出し、前頭部を打ったといっては出し、ハナクソをほじくりすぎては出し、鼻をつよくかんだといっては出し、そんなぐあいにしょっちゅう鼻血を出していた。鼻カタルや蓄膿症でもあったので、耳鼻咽喉科へは内科同様にかかりつけであった。医者は、いつも、脱脂綿に含ませた薬液を患部に塗るだけで、蓄膿症については、もうすこし様子をみて手術しましょう、というぐあいで小学五年の頃から高校三年まで、私はずっと病院通いしていた。

この間、私も母も医師から、病気にならない丈夫な体になるのには栄養を十分に摂らなくてはいけない、という話はいくども聞いたけれど、いかなる食べものがいかなる血になり、血の種類によっては鼻血になって、これこのように出血することになる、という食と出血の因果関係の説明を受けたことは、一回たりともなかった。出血は血管が破れたからで、破れをふさげば出血は止まる、の処置のみであった。破れをふさぐのは、ふさがるのを促す薬剤を塗布する、これが最新で最高の現代医学の思考法であり治療法だったのである。現代でも、本質的にはたいして変わりないのではなかろうか。単純明解で間違っているわけではない。

出血が止まれば、正真正銘治療の効果はあったことには間違いない。しかし、なんとなくもの足りない。なぜ血管が破裂したのか、鼻血を出なくするにはどんな予防をすればよいか、などを知りたい。そうでなくてはマコトの医療といえないのではないか。原因と結果に納得のいくマコトの医療を願いたい。

その頃気づいていたことであるが、ピーナツ（落花生）を食べすぎると鼻血が出た。これは一般によく知られている。私だけではなく、たくさんの人も同様の体験をしている。それゆえ、ピーナツが鼻血の原因の一つになっているのかもしれない、ぐらいの想像はできる。チョコレートを食べすぎて鼻血となったこともあった。そのような友達もいる。そこで、このことを医者に申し出たことがあった。「鼻血がでるほど食べるから、悪い。そんなに食べなければいい」の一言で、それ以上の指導や説明はなかった。

この点、大森はちがう。ピーナツやチョコレートなど即刻やめ、以後も厳禁を命じる。出血中の鼻孔などは、塩入りの番茶か微温湯でそそぐ程度で済ませてしまう。そして、食べてよいもの、よくないものを明示する。

私の鼻血ぐせは青年から大人になるにつれて、自然と止まった。蓄膿症も手術せずに、自己流の民間療法で治せた。その後はすっかり鼻血を忘れていた。

そして、大森の講義中に、まったく久しぶりに、鼻血という表現を聞いたのだった。酸性のにごった血は逆上して、鼻血や脳出血になる、と彼はいった。きれいなアルカリ性の血は出血しない、と彼は明言している。

酸性のにごった血は何によってできるか。きれいなアルカリ性の血をつくるにはどうすればよいか、これが解《わか》れば鼻血も、脳出血も、歯ぐきからの出血も、そのほかの出血も、解決するではないか。私は大森の説明に、ハッとさせられた。ピーナツやチョコレートを食べて鼻血を出した少年の頃が瞬時に想い返された。そして、なんだ、こんなことだったのかと、十数年間も疑問にしていたことの解答を一瞬に得た。

ピーナツやチョコレートや砂糖や肉は、食べる量にもよるが、血液を酸性にしがちである。血液を酸性にするというよりは、酸性のにごった赤血球になりやすい。酸性のにごった赤血球は酸性の血液へとなっていく。酸性の血液が身体によくないことは今日では誰もが常識にしている。医者であれば、酸性の血とアルカリ性の血のちがいはみな知っている。知っているが、それが出血とどのような因果関係になるかという応用問題になると、それは突如として責任分野のちがう問題となってしまう。臨床医学と基礎医学は、ほんのわずかな、微妙な境界線によってお互いが他人行儀になって、社会はそれを肯定せざるを得ない制度や仕組みになっている。科学の最大の欠点といえる。小さくせまく、ミクロにミクロに分業化しているので、全体の生命を見失ってしまう。

そこへいくと無双原理は、マクロの視野で生命や生命現象をとらえる。いつも生命全体が見渡されている。総体、全体を一体と観るゆえにマクロバイオティックと称している。

酸性の血はなぜ出血するか。アルカリ性の血はなぜに出血しないか。

私達は大森に、「正常な血(きれいなアルカリ性の血)は、なぜ、体の下の方へ下がっていって腎臓へ向かうんですか。酸性のにごった血は、なぜ、逆上するのですか。なぜ出血するのですか」と質問することができる。彼は、これを、無双原理によって単純明解に説明する。しかし、ただたんに記憶させるような教え方はしない。陰と陽の問題として考えさせながら教える。陰と陽の基礎知識がなければ、チンプンカンプンになってしまうだろう。それゆえ現代医学の医師や医学者には、彼の説明がそのまま通じるかどうかわからない。

それゆえ私は、現代医学は現代医学の立場において、「酸性の血はなぜ出血するか。アルカリ性の血はなぜ出血しないか」を独自に学術的に解明してみてはどうかと提案する。「酸性の血が多くなると血管は破れる、なぜか」、これもつけ加えておきたい。これらが解明されていないから、血友病やエイズ問題に右往左往する。

そして私は予言しておく。現代医学が学問的に解答を得られたとして、その解答なり結論は大森が解説するところのことと一致するか、あるいはその範囲内か一部であろう。

無双原理を学ぶ者には、新しい疑問と解答がつぎつぎに湧く。私は、大森の講義を聴きながら、「酸性の血が多くなると血管が破れるのはなぜだろう」を考えた。健康者の血液は弱アルカリ性である。生体は、血液を絶えず弱アルカリ性状態に維持するよう機能している。ピーナツやチョコレートを一時に多量に食べつづけたら、胃や腸や、食物モネラや絨毛や腸壁はどうなるのだろう。それらからつくられる赤血球はどうなり、白血球やリンパ球、血液はどうなるのだろう。それの流れる血管や、心臓や内臓はどうなるだろう。そうした疑問をもったことをいまも鮮明に記憶している。

あの時耳鼻科医が、食と出血の因果関係の一端なり一片をも知っていて、鼻血を出したからにはピーナツもチョコレートも厳禁と命令したなら、以後十数年も同じ症状で苦しむようなことはなかったかもしれない。もっとも、そのような命令に恵まれなかったおかげで、納得のいく因果関係を啓発されることにもなる。今でも、鼻血や血の止まりにくい出血症の体質の人は多い。それを薬や栄養で治そうとしても不可能なことが、この項でおわかりいただけるかと思う。

食べものがすべての病気の原因であることを大森が訴えるのは、彼の約半世紀にわたる正食医学と医療実績にもとづいている。

腸が治ると万病が治る

現代の医学界は、千島・森下両博士の「腸造血説」をいまだ認めていない。認めたくないし、認められない事情があるのだろう。なぜ認められないのか、ここでは問わない。関心ある人は、各自研究してみてほしい。医学界の体質や現代医学の本質が、より明確に見えてくるだろう。

大森は腸造血理論を肯定している。彼はたくさんの患者の腸を治すことによって、奇病、難病の重病人を治した。腸を治して腸以外の病気を治した。疾病の根源は腸にあり、腸機能を治して回復しないかぎり、病気を治したことにはならないと彼は考えている。症状が消えただけを治療とはみなしていない。この点、現代医療は症状が消えると治したとみなしてしまう。

「腸を健全に治さなければ病気は治らない」「腸が直ると万病は治る」これは彼の持論である。腸が治るということの意味は、腸で新生赤血球が活発につくられるようになればという意味であり、これは腸造血をもっとも重要視している肯定にほかならない。彼が宿便をぬくことを治療上の最重要ポイントにしているのは、腸を人体の原子炉と理解しているからだ。新しい赤血球は腸で造られるゆえ、造血機能は宿便と腸内滞留物に大きく左右される。快便が健康の指標になるのはこのためである。

腸で生体内最大の原子転換が行われている。生体内での原子転換に関しては、桜沢は、はやくから注目し、予言していた。L・ケルブランが「生体による原子転換」を発表したとき、彼は、いちはやく、わが国に紹介した。ケルブランの「生体による原子転換」論が、腸内生理機能や腸造血に直接的に触れているわけではない。ケルブランは、生体内で原子転換の行われることを基礎的な実験研究によって証明し、それを普遍的な真理として述べている。腸ではそれがもっとも活発に行われているにちがいないのである。

このことは、大森のように、食べものだけで何万もの重病人の腸を専門に治療指導した者でないと、気付けないことにちがいない。現代医学が骨髄造血説にとらわれているのは、腸治療による疾病治療を、理論的にも臨床的にも総合的に系統だって研究していないからだろう。骨髄も重要な器官であるのはいうまでもない。しかし、人体での最大の造血機関であるとしたら、一般的な疾病を治療する際にも、もっと多くの骨髄の現状認識的な配慮がなされてしかるべきと考える。ところが、医療に骨髄が登場してくるのは、白血病治療のために移植手術を要するという時ぐらいで、それ以外の時は、まるで、タブーにされている。骨髄そのものの改善や治療や養生によって、他の全身的な疾病を治療するというようなことは、ほとんどきかれない。

大森は「腸を治す」とか、「腸を治さなければいけない」と、ハッキリという。骨髄を治すとはいわない。骨髄は造血の補助機関であって、腸こそ生体の主たる造血機関であり原子炉であると、彼は確信をもってくりかえしのべる。

腸はそれほどに重要な機関なのだ。正食医学が食にこだわるのは、腸と食、腸内環境と自然環境、腸内生態系と地球の自然生態系が密接な相似の関係になっているのを重視しているからである。

現代医学は、腸に対して、さほど関心も配慮もしていない。腸で赤血球が造られることを認めていないのだから、腸をさほど重視する必要もないのだろう。骨髄は造血をする大切な器官だから、めったやたらに軽々しくその名称を用いたり手を触れてはならない、とタブー視しているのだろうか。崇め奉っておかねばいけないことになっているのかもしれない。骨髄偏重視に対して、腸とは、胃から送られてきた食物から栄養を吸収し、不用となったものを排泄する器官にすぎない、この程度のみなし方になってしまったのか。

それほど単純なみなし方はしていないにしても、実際はそんな状況である。なぜなら、現代医療の場における腸の扱いは、一般家庭における腹部（お腹）に対する心配や、おもいやりよりも、はるかに粗暴である。胃や腸のハタラキを弱めたり、退化させたり、ダメにしてしまう投薬や手術や検査など、日常茶飯の感覚でいとも簡単に行われている。

大森は、現代医学では無用の遺物と邪魔物あつかいをしている盲腸（虫垂）をさえ、めったなことで切除してはいけないと説いている。

私は、高校二年の時、盲腸を切除してしまった。腹痛で病院に馳けこんだら虫垂炎と診断され、はやいうちに切り除いてしまったほうがよいとすすめられ、切除した。大森の説明によると、「盲腸を切りとってしまうと寿命を十年ほど縮める損となる」ということで、すでに切除してしまっている受講生は、みなガックリさせられた。盲腸を手術した者は、みな、医師から盲腸は無用の長物で、特にスポーツや登山や探検や旅行をする者は傷んでいなくても切除しておいたほうがよいと、手術をすすめられた。

大森は、盲腸の神秘的な役割りとハタラキを説明する。腸内に生じるある種の毒素を中和する酵素や腸内細菌や特殊ホルモンが盲腸で生成され、腸全体、生体全体の健康を確立し維持する上で、欠くことのできない貴重なハタラキをしている。虫垂を腐敗物で一杯にして炎症を生じさせるような邪食をしなければ、虫垂（盲腸）は長寿への役目を十分に果たす。さらに彼は、たとえ虫垂炎になったとて、切除手術せずに治す方法を教えて切除を戒める。手術をすべて拒否するのではない。安易な手術を戒めている。現代医学とはまったく逆である。どちらの解釈、どちらの説、どちらの医学が正しいか、あなた自身で判断してほしい。

腸に関連することではないが、横道にそれたついでに同様の例を参考に記してみたい。扁桃腺や甲状腺、副腎などにも同じことがいえる。

現代医学が、鐘や太鼓をたたくほどのことをして、その無用の遺物性を宣伝し切除手術を奨励した例として、副腎はきわだっている。副腎は腎臓の真上に附帯した三角形をした小さな臓器にすぎないので、盲腸と同じように軽んじられたのかもしれない。いまでこそ、重要な役割りを果たしていると理解されているが、副腎害悪説がマコトしやかに医学界から発表され、宣伝された一時期がある。現代社会はストレス社会である。ストレスにかかるのは、副腎がストレスに影響されホルモンの異常分泌をしてしまう。それゆえ副腎がなければストレスに影響されないから切除してしまったほうがよい。簡単にいうならこのような理由であった。

副腎皮質ホルモンはさまざまな重要なハタラキをつとめているホルモンである。ホルモン分泌の変調によって、肉体的・精神的変調や疾病が誘発されるのはごく当然なことである。生体を防御防衛するために作動している器官と機能を、それがあるために疾病が生じたと犯人に仕立てて死刑にしてしまう。切除してしまえば禍根をのこさない。こうした理由によって、流行病ごときあつかいで副腎を切除手術された人が非常に多い。この結果はどうなったか。

例えば身近な例で、血圧を正しくコントロールできなくなる。血糖値を正常に維持できなくなる。タンパク・脂肪の代謝が十分に行われなくなる。それらの消化酵素を活性化する力が弱くなる。炎症やアレルギーに対する免疫力が低下する。なんということはない、副腎皮質ホルモンはストレスに対抗するホルモンだったのである。このほか、聞きなれない病気としてアジソン病などがあり、血圧が下がり、筋肉脱力感と疲労が絶えずとどこおり、体重が減り、皮膚が黒ずんでくる。このように、ホルモン分泌と分布の異常により、さまざまな余病が続発してきて、手術したほとんどの人達が以前よりも身体の変調をきたし、重病人となってしまった。

大森はその当時から、これらの手術による余病の深化を指摘し、その危険性を警告していた。副腎を切除することによって、副腎皮質ホルモンを医薬品によって補うことになる。ホルモン剤の製薬会社が急速に繁栄した。医学界は生命よりも営利に貢献していると批判されても仕方あるまい。

横道に外れたついでに、もうすこし書いておきたい。現にいま、私がこの原稿を書く耳元のラジオから、健康相談に応じている某大学のラジオドクターが、相談者に甲状腺の切除をすすめている。患者は、間近かに赤ちゃん出産を控えている。最近なんとなくハアハア、ドキドキするなど心臓のぐあいが気になるので内科医に診てもらったら、甲状腺ホルモンの分泌に異常があると診断された。出産を無事にできるようにするにはどうしたらよいか、という相談であった。

これに対してのドクターの回答は、ホルモンの分泌が過剰だったり不足という不安定な状態は母子ともに影響するから、ホルモン量を一定量に安定させるには調子のわるい甲状腺なら手術で切りとってしまって、薬で調節したほうがよいでしょう、いまは、よいホルモン剤がたくさんできているし、体調に適した使用法ができるようになっているから、この方をおすすめします、という回答であった。

人体の器官を機械の一部程度にしかみなしていない現代医学のよい見本例として、私は聞いた。同様にいま、「脳死」を人間の死の判定基準として認めるかどうかが検討されている。医学界の大勢は、「脳死」を人間の死と認める方向で地固めを急いでいる。厚生省(現厚生労働省)

は、国民的理解と合意にいまだ至っていないから早々の結論は慎みたいと慎重な態度を示しているが、この態度の間に各大学の医学部内の臓器移植学科は態勢づくりに躍起になっている。

私は「脳死」を認めるのは、人体を商品化する道づけにすぎない、と見ている。

腸造血説のような基礎的な最重要理論の探究には消極的で、金銭に直結しやすいセンセーショナルな学説は、多少の欠陥が承知されていても積極的に遂行されていく。口では生命がもっとも大切と生命最優先が唱えられていても、現実にいまの医学界が行っていることは人体の商品化、生命の金銭化である。患者は学問的には実験台で、経済的にはマネーマシンというか金銭交換機にすぎない。

副腎、甲状腺の切除例にかぎらず、切りとってしまってから間違いだったとわかっても、患者はアトのマツリで泣き寝入りの暗い人生を送るしかない。

副腎は盲腸とちがって、その後いくらか名誉回復されて、簡単には切除されないようになった。しかし、あの当時手術されてしまって、その後さらにひどい余病を併発して重病人になってしまった患者は多い。これは医療ミスにほかならない。

これによっても寿命は確実に十年は短縮させられると、大森は説明する。医師であり操体法の創始者である橋本敬三氏は「神様のつくられたからだにムダはない」と述べている。まったくそのとおりで、すべてを生かす大森の正食医学の正当性がうなずける。

私は副腎切除はしてないが、扁桃腺は中学生の時、切除してしまっている。自分とわが家のおろかさゆえの結果で仕方ないのだが、これも医師のすすめであった。扁桃腺の重要な役割りとハタラキを知り、扁桃腺炎などにかからない方法を知れば知るほど、己れのオロカさを後悔させられる。後悔してもいまさらとり戻せるわけではない。しかし、専門家ともあろう医師が正しい医学を修得していさえすれば、べつの方法で患者を正しく治療することはいくらでもできたはずなのである。私は、医師と現代医学を全面的に信頼してきた。両親もそのように私を医者と医学にゆだねてきた。

しかし現在、明瞭になったのは、現代医学の方針は「廃人のすすめ」を実行しているということである。現代医学の根本が改まらないかぎり全面的な信頼は大間違いだ。現代医学が食物を最高の薬であるという認識に立たないかぎり、現代医学の間違いと危険性は続くし、大きく深くなるばかりであろう。

正食とは何か、邪食とは何か

大森を除外しては「正食」は語れない。なぜなら、あいまいだった「正食」の概念を、彼が明確に位置づけた。「正食」という言葉や表現や行為は彼以前からあるにはあった。

石塚左玄は「食養」という表現を用いた。以後、「食養」という表現が、明治になってわが国に輸入された西欧栄養学以前の、わが国の栄養学的地位を占めていたように見受けられる。食養法とか食養学とか、食養家とか食養療法とか、食養界・食養時代などの表現の下に一般化している。

桜沢如一も、当初は、食養から出発している。食養時代の主食は、五分搗か三分搗米で、玄米は少なかった。桜沢は食物による治療法を「新食養療法」の名のもとにまとめている。そこには「正食」という表現もたくさん用いられている。したがって、「正食」なる表現を意図的に明確に用いはじめたのは桜沢如一といえるかもしれない。彼の活動によって、正食と邪食の単語（文字・言葉）が躍動しはじめた。彼が玄米正食の世界を拓いたといってもよいだろう。搗精米の食養の世界から、玄米の世界へ跳躍した。ただ、彼の玄米正食の実体は、食養の域を脱していない。

食養の域を脱していないというよりも、旧来の食養概念が意外と深く常識に根づいているので、新しい玄米食を唱えたからとて、そう簡単に搗精米から玄米への転換がなされない。純正なる玄米正食を声高に叫んでも、それは、食養法の一つの方法としか受けとめられなかった。桜沢自身は、玄米正食と食養とは明らかにちがうと考察をし、玄米正食が食養の究極のものと結論している。しかし徹底しきれなかった。したがって現在でも、玄米食・玄米正食を食養の中の一つの食法と解する人は多い。

食養法では、一物全体食の動物性食物（食品）の適度な摂取を認めている。主食が搗精米だから、少量の動物性食品は栄養学的に必要である、と許容している。玄米正食法では動物性食品は要らない。玄米正食法ではなく、たんなる玄米食ならどうか、この点がアイマイに伏せられている。

大森はこの点を初めて明確にした。玄米と搗精米とでは、かなりちがう。同じ米のことだから、たいしたちがいはないと考えたい。しかし、研究すればするほど、大きなちがいのあるのがわかってくる。

桜沢はこのちがいを見ぬいていたようだ。しかし、彼は多忙をきわめていたから、玄米正食の道の確立を、大森にゆだねた。それが、先に書いた病人治療二千人の課題に含まれている。大森も、とり組みの最初は、食養指導からだった。指導を重ねるうちに、彼は搗精米の生命力の限界を察知するようになった。搗精米とは、玄米を搗くことによって表面の糠部を除き、その糠部を除いた程度によって七分搗、五分搗、三分搗などと、等級づける。搗精々白して表皮も胚芽も除去されたのを精白米とも、たんに白米とも呼んでいる。

いま、日本人が、通常コメと呼んで食べているのは白米のことである。白米と、わずかでも胚芽をのこした米とでは、栄養成分の保有度はかなりちがう。白米・胚芽米・分搗米・玄米となるにしたがって、栄養学的にも副食を変えざるを得ないのは、それぞれの米の保有する栄養分を計算してのことである。現代栄養学は、白米が失った栄養は、副食でカバーすれば、主食は精白米でも精白パンでもかまわない、関係ないという見解に立っている。食養の見解はちがう。玄米正食の見解はさらにちがう。現代栄養学を無視するわけではない。栄養を重視しての上で、それ以前に、それ以上に、米のもつ「生命力」を重視している。白米は、米のミネラル栄養部の糠層を除去してしまっているので、極端な表現であるが粕《カス》(白+米)だなどといわれもする。白米にくらべ、五分搗米や三分搗米は搗精米に逆比例して米自体にミネラル栄養分はのこっており、生命力ものこっている。

石塚左玄時代の五分搗米、三分搗米は、米自体が現在よりずっと自然の状態で生産されていた。同じ表現の搗精度でも、栄養も生命力もいまとはかなりちがっているはずだ。当時は、五分搗米を主に用いていた。五分搗米でも、食養理論に忠実な生活をすれば、病気などにかからないし、病人なら治療にも十分な効果をあげられた。しかし、いまはちがう。環境があまりにも変わりすぎた。米をはじめ食糧を生産するすべての環境はもとより、生活環境が大きく変わってしまった。

食糧生産の面では、農地（土）の生命がなくなった。化学農薬、化学肥料の大量使用、農業構造改善事業などと称しての農地改悪による自然生態系の破壊、機械力による大規模単品種生産、遺伝子工学だバイオテクノロジーなどと称して種子品種の改悪、このほか、さまざまな公害のもたらす環境破壊をかぞえあげたらキリがない。環境破壊は、すべて生命力の破壊・破滅・弱体化に直結している。

大森は食養療法の指導を行いながら、この変化にいちはやく気づいた。自然農法米と化学農薬肥料米の身体へのはたらき方のちがい、五分搗米に少量の小魚程度の動物性をプラスした食養療法、玄米に少量の小魚程度の動物性をプラスした場合の食養療法、玄米のみで動物性食物を全く用いない場合の食養療法など、それらをみな体験実験してみて、治り具合、回復具合、回復後の体質と体調、再発度、老化度などに微妙なちがいを認めている。

もちろん、いずれの場合も、野菜・豆類などでの副食や調味料などは同等に給仕された上でのことである。こうした実体験を経て、玄米を食す時は、動物性を摂らない方が病気の治りも回復も以後の体調も、すべてに良好なことが明確にされた。すでに書いたけれど、私自身もそのように体験し、確認している。玄米を正しく摂取できるようになるのに比例して、動物性食物や食品は不要になる、大森にかぎらず玄米正食者は確認している。

大森は、「玄米正食には動物性は不要」を明言し、さらに「摂り方によっては害になる」と指摘し注意している。しかし、ほとんどの人々は動物性と縁を断つことにいいしれぬ恐怖感をおぼえる。玄米に頼るより、少量の動物性に頼る心の方がつよい。それゆえに期待する効果をいつまでたっても得られないまますごす。

桜沢が確立しきれなかったことを、大森が実証体験によって、「玄米正食」として確立した。玄米には、栄養素はもとより、生命力が完備している。この生命力と栄養素を、正しくいただいて活力として活用するのが玄米正食の核心となった。以上のことから、「玄米正食」とは「玄米を主食にして動物性の食物や食品を摂らない食」といえる。

すでにいくども述べていることなのでくどいと思われるかもしれないが、なぜに動物性の食物と食品を摂らないことが「正食」の条件なのか、この点を「宇宙の秩序」を復習する意味からも明確にしておかねばなるまい。

桜沢は、その著『宇宙の秩序』に、動物および人《ヒト》の生いたちを解説している。人《ヒト》をも含む動物は、植物によって生まれ、生かされ、生きることが可能となった。極端な表現かもしれないが、地球が植物を生み、植物が動物を生んだ。言葉を変えて表現すれば、植物は地球という大地（土）を食べて生き、動物は植物を食べて生存しているといえるし、地球（大地・土）は植物の親であり、植物は動物の親である、というふうにもいえる。宇宙におけるこの生命の秩序は犯しがたい根本原則で、私達人類は植物を食すことによって生かされ、生きられる原則になっている。私達の生体の構造や機構や機能は、それが可能のようにつくられている。

したがって、動物が動物を食すのは、「宇宙の秩序」「生命の秩序」に大きく違反することなのだ。秩序違反を行っている動物は多い。多いけれど許されているわけではない。万物の霊長などと自称する人間が最大の違反をしている。霊長などという表現は返上せねばならない。動物に劣るところがあまりにも多くなりすぎている。人類は動物に劣る種になりつつある。肉食をしないと栄養を摂れない肉体と想念は、身心の退化と退廃を証明する表現なのである。肉食は一時的にエネルギーの効率を高め肉体を強める。しかし、そのすぐ後から退化と老化をはやめ出す。肉体だけの問題ではない。精神の退化と老廃をも加速している。植物性食物は、そうした害悪や影響がはるかにすくない。

以上のように、桜沢と大森は、「宇宙の秩序」「生命の秩序」の原点に戻らねばいけないことを、「正食」に訴えているのである。桜沢は多少の妥協をのこした。大森は妥協せず進んだ。彼はあくまでも宇宙の根本原則に立って、人は動物性食を摂るべきでないとし、さらに、動物性食を摂らない食物療法指導の実績によって、「玄米正食」の正当性を確認して歩んでいる。原則と理論と実践の一致を確認した上で、彼は「正食」と「正食医学」に踏み出している。桜沢の思想と無双原理は、大森の血みどろな体験と研究によって、正当性を実証されたわけだ。このおかげで私達は、大きな大きな生命の知恵を、労すること少なく身近に習得できるようになった。

赤ん坊が教えてくれる正しい食物

「正食」とは何か、どういうものかを知る上で、もうひとつの具体的な貴重な体験を記しておきたい。山西みな子さんの『母乳で育てるコツ　増補改訂版』（新泉社刊）に記述されていることは、どれも非常に根本的に重要なことばかりである。

山西さんは、東大医学部附属助産婦学校を卒業後、しばらく東大病院産婦人科に勤務し、その後、社会保険中央総合病院婦長など経て、現在は自然育児相談所を開設、総合母乳育児を提唱し実践活動を行っている。たくさんの研究と体験を通してつぎのように述べている。やや長いが引用しておきたい。

「産後まもないお母さんたちには厚生労働省指導基準による病院の給食が出されていて、必ず牛乳がついています。医師も、栄養士も、牛乳を産婦に与えることは最適であると考えています。しかし、牛乳を飲むと、そのあとでおよそ一時間ぐらいたってから乳房をみると、よく張って痛いほどになっているのです。そして乳児に飲ませます。すると、乳児は飲みつく前に、眠ったり、そっくり返って飲みつかずに泣き出してしまい、いわゆる正しい乳飲み行動をとることができません。

また、もしも、その母乳を飲んだとしても、不自然に泣くことが多いのです。そこで、お母さんに協力を求めて牛乳を飲まないようにしてもらうと、再び正しい乳飲み行動をとるようになるのです。お母さんの食物では、牛乳のほかに、缶ジュースやくだもの、ケーキや和菓子、カレーライスや油っこい料理などをとった日には乳房もしこり、子どもたちがよく泣くのです。

こうしたことから、赤ちゃんが泣くのは、パターン化した乳飲み行動が妨げられるせいであること、そして、その行動を妨げる要因の多くは、赤ちゃんが母乳を飲んでいるなら、その母乳を飲ませているお母さんの食物に原因があることがわかります」(傍点は筆者、以下も同じ)

「五カ月の男の子の例ですが、顔中にカサカサした湿疹が出ていて、日によって消えたりひどくなったりします。ひどくなる前には、母乳をいやがってかみついたり、眠り飲みします。この母親は豆をよく食べており、しぶい味の母乳でした」

「六カ月の女の子の例では、お母さんが、クリスマスケーキとおもちを食べたあと、乳房が張ってしこり、そして痛み、乳頭の先に白い斑点ができたので医師に化膿しているといわれました。乳房治療で、流れがとどこおってしまった乳管の乳汁を排出しますと、その乳汁は冷たくて、酸味がありました。乳汁がよく出たあとは、白い斑点が消えていました」

「八カ月の女の子は激しく泣き叫んで何時間も泣きやまず、両親が途方にくれて連れてきました。急いで手当てをして、乳房の中にたまっているお乳をかなりたくさん捨てました。そのお乳は強い甘味のものでした。一五分ぐらい手当てをくり返して、ていねいに排乳していくうちに、次第に甘味の少ないお乳が出てきたな、と感じたころ、その女の子は突然泣きやみ、ニコニコとしはじめたのです。そのしぐさと、気持ちの動きをみていると、子どもはお乳をなめてみる前に、すでににおいでお乳のよさを感じとっていることがわかります。このお母さんは筍を食べたといっていました」

ここに、豆と筍を食べたお母さんと赤ちゃんの反応例を引用した。これらを食べて、なぜこのような反応が出たのだろう。たかが豆、たかが筍ぐらいのことでと思いたいが、軽視してはいけない。また、このくらいのことで、赤ちゃんにこのような反応が出るのは、お母さんや赤ちゃんの体質が異常なのではないかと思われがちである。はたして、お母さんや赤ちゃんの体質が悪いのか、食べものが悪いのか、そのほかに原因があったのか、無双原理でみておこう。

豆は植物性のタンパク質だから身体に悪いはずはないと考えたがる。たしかに良質のタンパクをたくさん含有するよい食べものであるが、料理の仕方と食べ方、それに食べる量が多いと、豆の持つ陰性分が過剰になる。豆のタンパクは、動物の肉や牛乳のタンパクにくらべると陰性だから、母乳成分に陰性タンパク成分が過多になる。すると、しぶい味の母乳になり、そうした成分の多い母乳がつづくと、剥離（▽）や湿疹（▽）をおこしやすい皮膚層の細胞組織になる。皮膚にこうした症状が出るのは腸も同様に荒れているということ、こうじると豆アレルギー体質になりかねない。

筍についても同じことがいえる。筍は三〜五月にぐんぐん成長する非常に陰性（▼）分の強い植物である。こんぶ、あらめ、ひじきなど海塩分（▲）を含有する陽性（△）なものと抱き合わせてよく煮しめて、しかも少量を食べるもの。少量でも、他の食物との摂り合わせによっては、依然として陰性力の影響力を発揮する。授乳中のお母さんなら食べないほうが無難の食物といえよう。母乳の成分をも、急激に、過剰に陰性にする影響力があり、赤ちゃんにきらわれる。

このお母さんの場合、お乳は強い甘味だったというから、そう間違った料理法ではなかったろうが、赤ちゃんの好む甘さとは、ひと味ふた味ちがいがあったのだろう。赤ちゃんが自分の身体によいお乳か、よくないお乳かを味《み》分ける味覚は、非常に正確である。

このように、一見、豆や筍は植物性の自然食品だから身体によい食物と思われがちであるが、その食物の個有の成分の陰陽度を見分けて正しく食べないと、せっかく自然のよい食べものも、悪い食べものになってしまう。赤ちゃんの体質が無垢で正常だから、お母さんの悪い食べものや、悪い食べ方にすぐに反応してくれる。お母さんに、正しい食べものや正しい料理や、正しい食べ方を警報しているのだから、食を正しくすればすべて解決することである。

「赤ちゃんが泣くというしぐさひとつをとっても、決してわけもわからず泣くことはないものです。泣くことのはじまりには『赤ちゃんが求めているにおいと温度にかなった乳汁ではない』という事実があり、それをわたしたち大人に教えていることがわかるのです」

山西さんは、赤ちゃんは母親が食べるべき正しい食べものを見分ける羅針盤でありセンサー(自動感知警報器)であると、つぎのように述べる。

「したがって赤ちゃんの機嫌のよいときには針の目盛りが静止しているメーターであると仮定できます」

「その羅針盤の針は、母の食物に応じて、実にさまざまにゆれ動きます。針のゆれを最小限度にとどめようとすれば、それは赤ちゃんが許してくれるものを食べることによりほかにしようもありません。赤ちゃんが許してくれる食物だけを食べて暮らそうとすれば、現代社会の一般的な食生活にくらべ、実に簡素で純朴な田舎風の穀物と野菜を中心とした食生活になるので、面食らってしまいます」

「赤ちゃんが示すあらゆる徴候のすべては、どのような食物を、どれだけ食べられるかを大人たちに理解させ、一人一人の個体差をわからせるバロメーターといえるでしょう」

そして山西さんは、以上の結論として「『赤ちゃんが教えてくれる正しい食物』すなわち『赤ちゃんから教わる正食療法』と名づけることができる」と述べている。

以上の記述だけでは具体例が乏しいので、顕著な数例を参考に引用しておこう。

「お母さんがお客をもてなして、いつもの食物とちがったもので、ことに油っこいものや甘いもの、例えば魚や肉などを食べたあとで、およそ一時間ほどして母乳を飲ませてみると、赤ちゃんの頬から口のまわりにかけて、さらには、あごの方までの皮膚にプツンプツンと赤い発疹がでて、あごのところの皮膚全体が赤らんだりしました」

「頭から顔にかけて全体にひどいカサカサができて、あるところはひびわれ、ほかのところはプツプツして血がにじみ、ところによっては黄色い汁がにじみ出ている子どもがいました。お母さんの食物を聞いてみると、毎日毎日豆を食べていることがわかりました」

「東北の海岸にある街なので、毎日毎日新鮮な魚を食べることができました。すると、子どもの額はうすく黒ずみ、鼻から下方の顔にプツンプツンと出て、頬はりんごの頬っぺたといわれるように紅くなりました。帰宅してからは魚を食べられなくなり、そして、手技を受けてたまっている乳を捨て、ようやく次第にもとのさえた白い皮膚とピンクの頬になりました」

「おしめかぶれのひどい子の場合ですが、乳製品をさけて、豆乳にしてみますとかなりよくなりました。しかし、まだときどきひどくなるので、前日の食物や当日の朝食の食物とおやつを具体的に聞いてみると、クッキーやクリーム入り紅茶を飲み、白いパンを食べていました。ノンミルククッキーとノンミルクパンに替えて、レモンティーにしたところ、おしめかぶれは全く消えてしまいました」

「髪の毛が逆立っている子がいました。そういう子はとても多いので、お母さんが食べている食物に原因を探すのが困難なこともあります。しかし、よく聞いてみると、たいていは、油のものか、砂糖やくだものが原因でした。うっかり食べている中で多いのが、ドレッシングの油と、いろいろのくだものだということがわかりました」

「このお母さんは、牛乳を一日八〇〇〜一〇〇〇ミリリットルずつ毎日飲んでいるそうです。卵も一日に二個は工夫して食べるようにしています。さらに新鮮なくだものや生野菜をたっぷり食べるように気をくばります。それらは、産後の母体を健康にし、母乳を多量に出し、より質の良い母乳を出して丈夫ないい子にしたいがための、まことにけなげな努力の食事でしょう。ところが子どもの状態は、甘えてぐずり、よく泣きます。顔つきは、まるで円空の彫った仏像の顔みたいです。両眉毛と両目とみけんとがいっしょにくっついたようになって、黒ずんだ皮膚はつやがなく、頭の皮膚も苔が生えたようです」

こうした観察から、山西さんは上手な育て方について、

「子どもたちはぐずついたり、甘えたりして育つものだと思っていると、実は、どうもちがうようです。ぐずりもせず、甘えぐせや抱きぐせがつくなどというようなこともないのが、子どもたちの育ってゆく本当の姿なのだということを教えられます。

子どもたちは、いつでも、より良くなろう、より正しくなろうとして育ちつつ暮らしているように思われます。その、より良くなろうとして育つ内部のエネルギーをうまく引き出し

てやるのが上手な育て方だと思います。うまく引き出すとは、素早く子どもの気持ちのゆれに気づき、その気持ちのゆれをもたらした原因が、先刻までに母親が食べたものにあることに思いをめぐらして反省することでしょう。

毎日毎日の食事が、母親の血となり、乳となるもとです。医学的には、いくら母親が食べたからといっても、摂取した食物の成分は、いったん、その母体に適応した養分として変化するものであり、母乳を飲ませることによって直接的に赤ん坊のからだに異変をもたらすわけがないではないか、と考えられています。ところが、母乳を飲んで育っている子どもをみていると、異変をもたらすわけがないどころか、母親が食事をして一時間後のおっぱいを飲ませはじめたときには、もう、子どもたちに、その食物の中に許せるもの、あるいは、許せないものがあったか否か察知されてしまうのです。

したがって、さまざまな食物を摂取している現代の日常の食生活は、子どもにとって気に入らない母乳が与えられることになりやすいと考えてよいでしょう。

「子どもがよろこんで飲んでくれる母乳を出し、不健康な徴候を消していくことが、甘えや、ぐずりをなくしていくことになります。そこで、まず、

(1)牛のからだから出るもの一切をやめる。
(2)とりのからだから出るもの一切をやめる。
(3)油・砂糖（果糖＝くだもの）をやめる。
(4)野菜は加熱したものとする。
(5)オレンジジュースの代わりにお茶にする。
(6)主食は麦飯または胚芽米、あるいは七分づき五分づき、または玄米とする。

このように指摘すると、このお母さんは困ってしまうわけです。もう明日から食べるものが何もないように思われて、とてもかなしそうな面持ちです」

「現代栄養学を信じているために、牛乳、卵、肉を食べなければその方が母乳がおいしくなるなど、とても考えられないという状態なので、まずはおそるおそる牛乳を減らして、米飯を増加してみました」


以上重要なことばかりなので、すっかり、長い引用になってしまった。

赤ちゃんが健全に生まれ、育ち、健康な青少年にならないかぎり、病気や病人を根絶できない。人は誰でも、食べてはならないものを食べていなければ、二十日間以内で病気など治ってしまうようにつくられているのである。赤ちゃんが教えてくれる食べものが正食であることを、大人達は素直に見直そう。

こうした実例を知って、あなたは、正食を、どう考え、どう理解し認識なされるか。

私は、山西さんの教えやご意見に、全く同感である。赤ちゃんが許す食べものを「正食」、許さない食べものを「邪食」としてよいと考える。食べものだけにかぎらない。生活法をも、正食と邪食に判別してよいだろう。

赤ちゃんについて触れたので、子どもの病気で、いま特に問題のアトピー性皮膚炎と気管支喘息についても簡単に触れておこう。

アトピー症はなぜおきるのか。

そのまえに、アトピー症とはいったい何なのか。

医学専門書の多くは、先天性過敏症という説明をしている。親から先天的に授かったアレルギー（過敏症）体質が原因ゆえ、アトピーと称するようになったという。アトピーという語の意味は、奇妙な、おかしな、ということらしい。アレルギーといいアトピーといい、わかりにくい表現である。

それでは先天性過敏症とは何なのか。なぜ先天性過敏症などになるのだろうか。

この疑問に対して、医学者は、体内に入った異物（抗原）に対して、血液中に免疫グロブリンという抗体が自衛のために生じ、正常なら抗体は抗原を処理し排除する。ところが正常に処理しきれないことがたび重なると、過敏症状が生じ抗体が抗原化することも起きてくる。このような説明が多く成されている。

大森はどう説明し、どう処理しているか。「病気はすべてよごれた血液が原因である」、これは大森の持論であることは述べた。彼の説明は簡単明瞭である。

「卵、牛乳（および乳製品）、肉、魚など動物性食品は、もともと人間の食べるべきものではない。その証拠に、ヒトはそれらを食べて分解し消化し吸収しきるに完全な酵素や腸内細菌類を与えられていなかった。特に牛乳と卵は消化吸収するに十分な酵素を、いまでももち合わせていない。そのため、それらのタンパク質は、異質のタンパク質として人体に作用する。血液をよごす毒素やアレルゲンになる。こんなのを毎日食べつづければ、血液は浄化される間がなく、よごれた異常な血液になっていく。これらのよごれを浄化したり、異常なタンパクを処理するために、それぞれに相応した異常な酵素や腸内細菌類が必要とされてくる。味方のはずだった抗体が、複合作用や複合汚染で抗原化してしまう。発症は複雑怪奇なものになるのは当然である。現代医学では、アトピー体質は、免疫グロブリンのうちE抗体（レアギン）がつくられやすい体質と分析している。このほかに、Gグロブリン、Aグロブリン、Dグロブリン、Mグロブリンなどと細分化して原因を究明しようとしている。しかし、究明すればするほど細分化されて、ますます複雑怪奇に混迷するにすぎない。治療法が多種繊細化するだけで治療の効果はあがらない。根本的な治療にはならない。

血液はよごれれば、生体は一刻もはやく浄化しようと猛然とはたらく。内臓だけで処理しきれなければ全身に分担する。その結果のひとつとして、春夏の暖暑の季節なら皮膚の毛アナをいっぱいに拡げて、皮膚から毒素や異物を排除しようとする。これがアトピー性皮膚炎である。秋冬の冷寒の季節になると、皮膚の毛アナは閉じてしまう。そこで、のどや気管支の粘膜から排泄しようとする。これが気管支喘息や鼻炎などの症状である」

これらの治療法として、彼が原因物質（アレルゲン）の排除を指導するのはいうまでもない。玄米は排毒・排泄力がつよいが、これをそのまま乳幼児に与えられない。まして最近は、穀物アレルギー症まで出現してきている。親の食歴や生活歴すべてからアレルゲンを究明せねばならない。そして症状に応じた段階的な食事改善をしていく。生来、人間がもち合わせない酵素や腸内細菌や化学物質を体内に強要する生活をしていては、この病気は治らない。人間に適合している酵素や腸内細菌が正常に活動する食生活をしていれば、このような奇妙な、わけのわからない症状は発生しないはずなのである。身体にこうした症状が発現するのは、血液が異状な奇妙なよごれた状態になっている表現にほかならない。

正食とは大宇宙・大自然の神の意志が満ち満ちている〝食〟と〝食法〟である、と。

この伝でいくと、邪食とは人間の意思(意恣)に満ち満たされた〝食〟と〝食法〟である、と。人間の意思(欲・おもわく・計算)に満ち満たされた食は、満ち満たされた欲やおもわく、計算の度合に比例した素成材を赤血球に持ち込み、内在させた血液にならざるを得ない。そのような赤血球(血液)は神の意志と人間の意思の相剋を生じ、生理的にも精神的にも不安定な分裂症状態になるのではないか。この状態の血液からできる細胞は狂気を内包した組織となり、それはまた、狂いを生じやすい機構や構造器官となりやすい。狂いとは、秩序がとれない、秩序がない、統率されない状態であり、肉体生理の狂いは病気の症状となって出現する。そこでつぎのように「正食」と「邪食」を区分することもできる。

「正食」=「大宇宙・大自然・神のつくられた食と食法」=「神の意志に満ち満たされた食と

食法」⇩「神の意志を伝達し実現する赤血球（血液）」⇩「神の意志を表現し実現する細胞」⇩「神の意志を表現し実現する組織・器官・肉体」⇩神の子（健康と平和の子）⇩神の世界の実現。

「邪食」＝「人間の邪欲・邪念によってつくられた食と食法」＝「人間の邪な意思・邪念に満ち満ちた食と食法」⇩「人間の邪思・邪念の支配する赤血球（血液）⇩人間の邪思・邪念と神の意志の相剋する赤血球（血液）⇩秩序意志を欠いた細胞⇩粗製乱雑な組織・器官⇩神経（神の意志）の通いにくい神経組織・臓器・器官・肉体⇩エゴと不平不満と争い（病気・戦争・貧困）の渦巻く人間世界。

「正食」と「邪食」をごく常識的な手順で考えてみて、このようなサイクルになる。ただし、まったくの私見である。

前にも述べているが、「正食」という文字や表現は、大森が生み出したのではない。「正食医学」という呼称や名称も、彼がつくり出したのではない。しかし、彼によって正しい意味と位置づけがされた。

私達玄米愛好者は、彼の日常の生活を見ている。「正食」とは、彼の「食」と「生き方」の表現のように考えられないでもない。それほどに彼は正食を厳守している。また、彼の食べものによる治療指導を学習すると、これは正食医学と表現する以外に適切な表現法はないと考えられてくる。彼の歩みとともに、「正食」と「正食医学」が文字どおり活動し出した。ほかにも、正食を主張し看板とする人々や集団はあるようだ。しかし、真実が伴っているかどうか。正食を看板にしても、実が伴わなければ正食でも正直でもない。実体が名をあらわす。

大森に接するたびに、私は、神経質と感じさせられるほどの彼の細心さに気づく。純情な細心さ、マコトの愛の細心さに気づく。彼は「宇宙の秩序」（神）の前に、じつに細心である。少しぐらい秩序をはずれてもよいではないかと思えることでも、彼は、己の意思を、必ず神の意志（宇宙の秩序）に照合するようだ。この細心さをみて、人々は彼を、社会性に欠ける意気地なしの意地っ張りとか、変人と解する。彼は、世事に反することなど気にとめないが、宇宙の秩序に反することは非常に畏《おそ》れる。世事にとらわれない生き方をしていながら、宇宙の秩序に違反する者やモノゴトに対しては、分けへだてのないきびしい批判をする。

桜沢も、宇宙の秩序違反者には、非常にきびしかった。このきびしさを、大森はもっとも忠実に真面目に引き継いでいる。正食への徹底という点では、桜沢より大森の方がはげしくてきびしいのではないか。

大森は、正食を理解もせず実践もしなければ、いくら近い親戚や身内、友人・知人とて、交際をしない。

「ボクには、世間なみの親戚つきあいとか、交際法はない」と彼はいう。人間を先《さき》にして、神を後《あと》にするようなつきあいには応じないということなのだろう。神事や仏事や信仰ごとを先に、という意味ではない。邪食を励行する宗教などニセ宗教として、手きびしく批判する。自分自身を同じ病気で二度も患う宗教家や宗教者・教育者・医者など、みな、ニセ教祖・ニセ宗教家・ニセ信者・ニセ学者・ニセ教師・ニセ医者（偽師）だと決めつける。己自身を、まず第一に宇宙の秩序に秩序づけられぬ者に、指導者の資格なし、という。

正食は神を体現する証にほかならない。

彼にとっては、邪食は秩序違反の何ものでもない。たんなる違反ではすまされない。宇宙の秩序・大自然・神とも讃える生命の根源につながる大親さまへの反逆にほかならない。それゆえ、肉親の親や兄弟や子であろうと、邪食する者とはつきあわないことになる。彼には宇宙の秩序しかない。その具体的な証が「正食」というわけだ。

V　なぜ正食でなければならないか

数字の訓読の意味

前章「正食と邪食」を読まれて、正食を、えらいむずかしいものと受けとられる人は多いことだろう。玄米を食べるだけでも、そう簡単にできそうもないのに、玄米正食などは思いもおよばない、そう思われるのではないか。

「いかなる病気も二十日で治る」が、そう簡単に成就されたら、苦はない。病気を二十日で治すには、それ相応の努力や条件は必要なのだ。

食べもので病気を治したければ、正食をせねばならない。しかも、二十日間でなどと条件をつけるなら、相応の厳格な玄米正食の実行が必要となる。

こう書くと、条件付き病気治しのために、玄米正食はあるように受けとられるかもしれない。

そうでないことを理解しておいてほしい。

玄米正食が正しく理解され、実践されれば、第一に人は病気になどかからなくなるし、第二に、病気にかかったとしても十日とか、二十日という短期間で治せてしまう。

桜沢と大森が述べ伝える本意の一つも、このことなのである。

桜沢は、病気をするような人を「未生人《みせいじん》」とよんだ。「病気をするなんて、キミたちは、未生人なんだよ」と、講習会などで話した。「未生人」とは「いまだ生まれざるひと」という意味である。私は、いまだ生まれるまでに充実していないにかかわらず生まれてしまった人、とも解釈する。この意味で「未成人」ともいえよう。現代は「未生人・未成人」社会になりつつあるといえる。

いまだ生まれざる人とは、桜沢独特の誇張した表現であると考えられがちであるが、決して誇張でも何でもなく非常に重大な意味がある。これを理解するためには、ヒトとは何かを知らねばならない。

大森は、ヒトを、数霊で説明する。

私たちは、日常、西洋数字の算用数字を使いなれている。西洋数字の算用数字とは、1、2、3、4、5、6、7、8、9、10、11、12、13、……のことで、アラビア数字とも西洋数字ともいわれる。これに対して、わが国では、一、二、三、四、五、六、七、八、九、十、十一、……の漢数字を使う。いずれも1から10、一から十の数が基本になっている。

数字の一から十の訓読は、たんなる計数を表わすだけでなく、大変に深い意味や意図が秘められている。数の読みかたが意味深長だ。

一《ヒ》《ヒトツ》、二《フ》《フタツ》、三《ミ》《ミツツ》、四《ヨ》《ヨツツ》、五《イ》《イツツ》、六《ム》《ムツツ》、七《ナ》《ナナツ》、八《ヤ》《ヤツツ》、九《コ》《ココノツ》、十《ト》《トオ》

私達の先祖はフリガナのように読んで用いていた。私も子供の頃は、ヒトツ、フタツ、ミッツ、ヨッツ、イツツ、…という数え方をしたりした。今でも用いられている。なぜこのような読み方、数え方になったか、語源的に大変に興味ぶかく、どちらにも想像以上に深い意味や意義があるが、ここでは、ヒ、フ、ミ、ヨ、イ、……の由来と意味について、大森の説明を披露してみたい。

一(ヒ)は、火《ヒ》=エネルギーとエネルギー以前の世界を象徴している。日《ヒ》、陽《ヒ》、霊《ヒ》をも意味し、無限、絶対・空より成る世界を象徴している基本数。

二(フ)は、風《フ》=エネルギーから生じた素粒子・気体の世界を象徴し、有限、相対の世界の発生の象徴数。

三（ミ）は水《ミズ》＝素粒子、気体から元素、液体の生成した世界を象徴し、物質界の基本数となっている。

四（ヨ）は世《ヨ》＝この地球・固体の世界、この世《ヨ》、この代《ヨ》、土という固体の世界の生じたことを象徴する数。

五（イ）は、古代語では草《イグサ》に代表される植物を象徴している。

六（ム）は、古代語で虫《ムシ》に代表されるアメーバや原生動物など動物の発生を象徴する数。

七（ナ）は、六《ム》が進化して魚《サカナ》という水棲動物・両棲動物が出現したことを象徴する数。

八（ヤ）は、六《ム》、七《ナ》を経た動物が矢《ヤ》のごとく空を飛ぶ鳥に進化した過程を象徴する数。

九（コ）は、古代語で四ツ足の獣を意味し、哺乳動物の出現を象徴している。

以上の生物生命史の八段階を経て人類の出現となり、それも、ただ単に十番目に誕生したという単純な出現ではなく、一から九までの全過程を全うしてのことなので、一から九を代表して「一《ヒ》」を「十《ト》」に冠することにより、人類を「ヒト」と呼ぶようになったらしい。

十（ト）は、以上の生物史的意味のほかに、陰（|、タテ）、陽（一、ヨコ）が合体した終わ

りの数をも意味する。宇宙の霊（ヒ）が止（ト）まった終極の意を象徴。

こうして日本人は、自分を生物の頂点に立つ、万物の霊長として「ヒト（霊十《ヒト》）」と呼ぶようになった。もちろん、ほかにも「ヒト」成り立ち説はあろう。

太陽系宇宙に地球が誕生し、この地球に初めての生命体が出現して今日まで約三十数億年から四十億年を経過しているといわれる。地球上に生物が生命形態を成して以来、人類出現に、約三十数億年がかかっているということである。宇宙の霊（ヒ）が、確定した肉体を棲み家に決定して止（ト）どまるのに三十数億年を要している。

一（ヒ）から十（ト）の全過程を経てヒトは誕生し、生物生命史的には、これに三十数億年がかかっている。このことを私達は正しく認識しておきたい。なぜなら、私達ヒト種属は、この三十数億年の生物進化工程を、母胎内では二八〇〜三〇〇日の期間で行う構造と機能の身体を与えられた。逆算すると、母胎内の一日（地球時間）は、生物生命史の一千万年〜一千三百万年に相当する。母胎内の一日の作業は、生物進化の一千数百万年の作業を、一瞬一瞬、一刻一刻に濃縮して行っていることになる。それゆえ、たった一日の邪食が、一千万年〜一千数百万年間に相当する地球上の大地震、大暴風雨、大寒波、大熱波、大公害期などに相当し、胎内に集中して全面的に影響する。たった一日の邪食が、いや一日といわず一回、一食の邪食でさえ、数百万年から数千万年に相当する生態系の破壊行為ゆえ、その期間の生育・成長作業は甚大な影響をこうむる。その時期の生命作業に、不完全な未生と未成の部分が形成されることになる。

桜沢が「キミたちは、ほとんどみな、未生（未成）人なんだよ」と、私達を指していわれるゆえんである。そして、大森が、一食とて正食を怠ってはならないと強調してやまない理由でもある。

病気は、生物生命史的には、身心の未成の部分が完成を求めて暴れている症状である、といえなくもない。

奇形児出産が増えている

私は、玄米食を知る以前は、毎日が邪食だった。毎日毎日、たくさんの現代式の栄養をとり、栄養保健剤、クスリ、化学添加物、嗜好品（例えば、アイスクリーム、チョコレート、キャラメル、キャンデー、砂糖菓子、甘納豆、ケーキ、乳製品、クダモノ、コーラ、ジュース、アルコール類等々)を私達夫婦は熱心に真面目に摂って、体内環境を破壊しつづけていたわけだ。子供達は、母親の胎内で、さぞかし毎日が苦痛に耐えない受難の月日であったわけだ。生物生命史に換算すれば、何億、何十億年に相当する苦しい苦しい日々になる。私自身も毎日が病気の不快きわまりない病人であったが、よくもまあ子供達は、世間なみに生まれ、生かされたと、ヒトの身体の強さや、さまざまな守護や加護に感謝させられる。妻の身体が普通以上に健康だったおかげだろう。

サリドマイド障害やその他の薬害、化学物質害、放射能や各種公害、飲食物害などによる奇形児・障害児の誕生は、母胎内における環境破壊の被害を極端に受けてしまった顕著な例である。そうした例にはならなかったものの、私の五人の子供の一人ひとりは、それぞれに私達の間違っていた食歴を、実に的確に体現している。親の愚かさや間違いが、そのまま、子供や子孫に記録されていく。よいことが記録されていくのならよいが、苦しみ嘆きつづける災いを背負いこまされたのでは、子供もたまったものではない。それが、玄米粗食生活をした時の子供ほど、健康状態がよく、育てるのもラクで病気にもならず、健康体なのだ。おどろくべきことだ。

私も妻も、いまはもう、子づくりをする年齢ではない。ヒトづくりの正しい理論と原理をようやく学び終えた時には、子づくり終了になってしまった。それゆえ、これからは、少年少女や、結婚まぢかの青年諸君に、健康な赤ちゃんのできる原理と、病弱な赤ちゃんのできてしまう原理について、正しく知ってもらえる伝言をしていきたいと考えている。私達の愚かではあったが貴重な体験を、次代の青年のお役にたてたい。未生人でも未成人でもない完成人を生んでもらいたい。完成人といっても、完璧な人というのではない。ヒトとして健全な資格をそなえた身心という意味である。

最近の若い夫婦の最大の関心事は、〝五体満足な赤ちゃんを生めるだろうか〟ということだそうである。妊娠しているお母さんは、誰もが、五体満足で健全な赤ちゃんの誕生を願う。しかし近年は、奇形児、障害児の死産、出産が年々増大している。典型的な事件となった森永砒素ミルク事件や、サリドマイド児事件は誰もが知るところのことであるが、闇から闇へと処置されている無脳症児、無頭蓋児、水頭症児、単眼症児、その他の奇形児など、日本母性保護医協会統計によると、一九七二年七三一人の奇形児出産だったのが、一九八三年には一、一五七人と、五〇パーセント以上の増加になっている。催奇性物質（化学薬品・化学調味料・食品添加物、農薬、化学肥料・空気や水に含まれる公害物質・放射能など）の氾濫に比例して、奇形児の出産は増加している。

奇形児数と奇形児出産頻度（1972～83年）

	奇 形 児 総 数	調査出産児総数	奇形児出産頻度（%）
1972	731	106,081	0.70
1973	757	109,676	0.70
1974	604	80,223	0.75
1975	795	96,921	0.82
1976	774	105,450	0.73
1977	721	98,723	0.73
1978	772	93,723	0.77
1979	1,435	160,563	0.894
1980	1,400	158,145	0.885
1981	1,191	140,738	0.847
1982	1,033	121,806	0.85
1983	1,157	—	—

「日母外表奇形児調査の実体」（『日母医報』No. 401, 1983年 9 月）他より作成

見かけは五体満足でも、実質の伴っていない未生、未成児を考慮すれば、赤ちゃんの身心が総体的に非常に不健全になっているのは事実だ。健康で頭のよい赤ちゃんや子どもを願っても、それが不可能な乱れた文化生活、特に食生活が正しく改まらないかぎり、お母さんの不安と心配は断てないだろう。

私は玄米正食の生活をしてみて、食べものと生活法によって、親は希望どおりの赤ちゃんをつくれることを知った。健康で丈夫な赤ちゃんでも、病気ばかりする赤ちゃんでも、身体は弱く頭は強くという赤ちゃんでも、泣いてばかりいる赤ちゃんでも、よく笑う赤ちゃんでも、脳のない赤ちゃん、指のない赤ちゃん、三ツ口の赤ちゃん、耳のない赤ちゃん、知能の発達した赤ちゃん、遅れた赤ちゃん、どんな赤ちゃんでもお好みのままだ。「未生人・未成人」の度合を催奇性物質や「邪食」によって塩梅しさえすればよい。また、赤ちゃんを欲しいのに、結婚して何年も経つのに、妊娠しない女性も増加している。母親たるべき女性のからだ自体が、未生・未成人状態ゆえ、天命で子づくりをゆるされていないのだ。食生活を玄米正食に改めて、秩序ない乱れた文化生活を自然に順応した秩序ある生活に切り換えて、赤ちゃんを授かったお母さんも多い。

赤ちゃん一つの問題に関しても、桜沢と大森の教えの重大さがわかる。

さて、「ヒト」の意味の一端をご理解いただけたかと思う。「人」とは、天と私達の先祖は、この「ヒト」を「人」というふうに表意文字化している。地が寄り添い支えあう姿を象徴すると説明する学者もあり、男女・夫婦・陰陽が寄り添いつつ一体化した姿を文字化したという説明もある。この「人」から「人間」という表現が生まれたのだろう。天と地の間（あいだ）に生まれ、夫婦の間に生まれたので、人のことを「人間」と称するとも解釈できる。生物学的には「人間」という生物はいない。学術的にはヒト（人）種属は在るが、人間属とか人間族などという生物はいない。私達はヒト（人）として生まれ、出産と同時に両親との関係、その他の人々との関係が生じることによって、ヒトとヒトとの間合《まあい》（＝関係）をもつことになる。ヒトは、一人では生きられない。天地の加護がなければ生きられないし、両親の守護や加護や、その他たくさんの人々の加護や恵みによって生かされ、育てられる。「人間」とならなくては生きられない。それも、互いがよりよき人でないと、よき人間になれない。

そこで、よき人間とは何か、を考えてみよう。

最近、新聞やテレビを賑わすニュースに殺人事件が目立つ。特になげかわしいのは〝赤ちゃんや幼児殺し〟である。赤ちゃんを殺して駅のロッカーに捨てたり、押入れにかくしたり、山野に埋めたり、炎天下の車中に置き忘れて死なせたり、ヒーターをかけた車中に寝かしておいて遊びほうけて車に戻ったら死んでいたとか、泣き声がやかましいと浴槽にブチこんで殺してしまったとか、赤ちゃんを品物扱いである。これらは、親自体が、全くの未生人・未成人であることを物語っている。このような親がなぜでき上ってしまったかの原因は、この書を読まれてきている皆さんには、もう、ハッキリとおわかりだろう。「人」の恰好をしただけの人間という動物が生まれてしまっている。動物などといっては、動物にめいわくかもしれない。要するに、人としての、人となるための最低限の正しい食を欠いたあらわれにすぎない。

大森はつぎのように説明する。「人類がまともな人間であるためには、また、正しい人間となるためには、人類は穀食動物でなくてはならない」と。「穀食を忘れたら、人類はとんだモノになってしまう」と警告している。穀食によって、ヒト（人）は人間になる。というわけだ。

これは、植物史と動物史の生態学的相関関係を観察すればわかる。穀物がヒトを霊の止《ヒト》まる「人」とした。ヒト科動物が穀食によって霊のとどまる血液となり、動物から人類へと進化できて「人」となり、さらに「火」や「手」などが穀物を真に霊的な血液（赤血球）に高め、人間としての脳の発達をもたらした。穀食は人間を進化させ、肉食は人間を退化、堕落させる。

肉（動物性食品）を主体とする栄養学が正しいなら、先進国と称する西欧諸国を初めとして、わが国もすでに病気や病人の少ない福祉国や福祉社会になっていなくてはいけない。少なくとも、その傾向をあらわしていなくてはならない。それが、自分の生んだ赤ちゃんをも満足に育てられない青少年や、奇形児や障害児を生み出す母体をつくり出してしまっている、先進国と称する国々に共通している現象である。穀食の比率が低く肉食の高い国々は、みな同じ傾向にある。

穀食と肉食の比率を、地球上の気候風土条件に応じて、正しく按分した食生活を人類として地球規模で秩序づけないと、人類は動物に劣る下等動物になりさがる。

私達は、一（ヒ）、二（フ）、三（ミ）、四（ヨ）、五（イ）、六（ム）、七（ナ）、八（ヤ）、九（コ）、十（ト）の生物生命史を経て、まともなヒト（霊十《ヒト》）＝人として、まず健全に生まれなくてはならない。健全な子孫をのこしたい。それには正食が必要であり、穀類の中でもっともゆたかにすぐれた栄養と生命力をそなえた〝米〟に、正しい認識と正しい食生活をあわせなくてはいけない。〝米〟は人類にとって理想的な食糧なのである。

正食と正食医学の基本

食べたいものを、食べたい時に、食べたいだけ好き勝手に食べる、これが飲食における自由であると、いまの日本人のほとんどは思いこんでいる。現代の日本人の自由とは、好き勝手をすること、好き勝手のできること、これが常識となっている。私をふくめて、ほとんどの親はそういう自由に強くあこがれた一時期があって、自分に実現できなかったことを子供達にしてやる恰好になった。おかげで、現代っ子たちは野放図な自由を身につけることになった。飲食に関するだけでなく、生活と生き方のすべてにこの傾向がみられる。

日本は世界の経済大国になった。経済先進国になって得意になっている。先進国と称している国々、例えばイギリス、フランス、ドイツ、アメリカなど、みなそれぞれ国民病を経てきている。経済がゆたかになるとぜいたくになる。まず第一に食が乱れる。食が乱れると血液がにごる。血液がにごれば病気がちになる。思考力、判断力も低下する。勤勉、勤労より遊びや消費が先行する。生産力は低下する。競争力・生活力・バイタリティも低下する。イギリス病がアメリカ病となり、いま、日本病は継続中だ。

すべてに自由を欲しているのだから、病気になるのも自由の証の一つである。したがって病気になるのも、本当なら、おおいによろこぶべきことである。好きな飲み食いをして病気になるのだから、おおいに病気をたのしむのが本当の在り方だ。ところが、病気をたのしむ人は少ない。ほとんどの人は病気を好まない。ありがたがらない。好まないどころか嫌う。嫌うどころかおそれる。

タノシミとオソレは表裏を成している。タノシミが大きければ大きいだけ、オソレも大きい。スキとキライ、タノシミとオソレ、ウレシサとカナシサ、自由と不自由等々、表裏一体である。陰陽は表裏一体のものゆえ、気まま好き勝手にたのしんだぶんだけ苦しまねばならないことになる。この世のモノゴトはすべて、表が陰なら裏は陽であり、表が陽なら裏は陰、外が陰なら内は陽、外が陽なら内は陰になっている。

自由の程度が不自由の度合を定める。

私が玄米を食べ始めの頃、玄米食の話をすると、ほとんどの人は嫌悪と恐怖感の交互した表情を示した。「玄米を食べている」というと、ほとんどの人は私を忌み嫌い遠ざけた。私を変人扱いした。「ゲンマイ」というだけで蔑視された。私が病弱そうな陰気な薄気味わるい人相だったことも原因している。玄米と玄米食はとかくへんな目でみられがちである。

玄米はマズイ、玄米はクロイ、玄米はカタイ、玄米はボロボロしている、玄米はクサイ、玄米は農薬が残留している、玄米はキタナイ、玄米はムシがつきやすい。そして玄米食となると、炊くのがムズカシイ、メンドウクサイ、キタナラシイ、ミットモナイ、ハズカシイ、消化がワルイ、玄米食するくらいなら死んだほうがマシだ、このような偏見に支配された先入固定観念で玄米や玄米食を見る人はいまでも多い。

いま挙げた玄米への偏見の中で、特に玄米には農薬や放射能が付着したままになっているから危険だ、という説が流布され信じられているので触れておこう。

私達はこうした不安をなくするために、無農薬、無化学肥料の有機農業や自然農法・天然農法を推進している。反原発もこのためである。私達は化学農薬や放射能などに汚染された玄米を食べろとも、食べようと言っているのではない。玄米にかぎらず、そうしたもので汚染された食べものや食品は、すべて食べないようにした方がよいに決まっている。

汚染された玄米でも麦でも、その他農産物も、精製精白すれば安全である、などという解釈に立ったら大間違いである。現代人のほとんどは、見た目が精白できれいで衛生的な感じ（外見）であれば安心する動物であるかのように飼い慣らされてしまっているようだ。白いとか、精製してあるとか、消毒殺菌されているとか、これらはすべてインチキ化、ニセモノ化のゴマ

動物実験水銀吸収試験（1カ月 muse）

飼　料　別	玄　米	白　米（ビタミン添加）
水銀含量（1日量 ppm）	0.09	0.04
排泄物水銀量（1カ月間平均1日量 ppm）	0.075	0.001
体内残留量	0.015	0.035
排泄率（%）	88.30	2.50
100g中フィチン酸含有量（mg）	240	41

（「コンパ21」No. 332より引用）

カシにほかならない。

たとえ化学農薬や化学肥料を用いてつくられた同じお米でも、玄米で食べるのと、白米で食べるのとでは身体への影響はちがう。玄米と白米とでは有害有毒物に対する排泄作用がちがう。玄米のほうがはるかによい。有機水銀の排泄と体内残留量を動物実験で調べたデータがあるが、一例として掲載しておこう。

玄米を擁護するために真理を述べておかねばならない。「外見のよいモノゴトは内面はワルイ」と。全部が全部ではないが、一般的に、見た目のよいモノは実体はワルイ。虫もつかない野菜より、虫喰いの方が実はたしかというのと同じである。玄米の外見はワルイ。それは内面のスバラシさに反比例している。白米や白パンや精白粉や、白砂糖や精製塩や、ハウス栽培やクスリ漬清浄野菜や、ほとんどすべての加工食品、化学薬品、化学調味料、化粧品、ほとんどの宣伝広告など、これらはみな見た目きれいなモノばかりである。外見どおり生命力あるものは一つとしてない。外見を飾ったぶんエネルギーを消耗しているため、大切な実質のエネルギー（生命力）を失っている。玄米は外面を飾っていない。そのぶん内面が充実している。

この玄米も、正しい知識を伴わないと、偏見どおりの悪印象どおりになりかねない。玄米の本当のよさを理解できず、正食と正食医学の本当の効果もわからずじまいでは、玄米に申しわけない。

そこで最後に、「正しい食べものを、正しく料理し、正しく食べる」、この最小限の基本的な要項を記しておきたい。

「正しい食物」とは

桜沢は、「食生活原理」と「正しい食物をとる生活」に関してつぎのように述べている。

「私の食生活原理は、所謂シンプル・ライフ（SIMPLE・LIFE）でも、ベジタリアン（VEGETARIAN）菜食主義でもない。私の主義は『正しい食物をとる』です。そしてこの場合『正しい』とは『健康な、アリフレタ、自然なモノで、工業的でない。化学的でないモノ』です。この実用的食事法は万人に『健康と幸福』を保証します」（『平和と自由の原理』）

「身土不二」の原則をもち出すと、時代おくれといわれる。農業が経済の中軸だった頃の生活法を現代にもち出すのは、時代錯誤もはなはだしいと笑われたり嫌われる。しかし、ヒトの身体の構造や機構や機能は、二～三千年前と現代とでも、そう変わってはいない。「身土不二」の思想が古くさいとは、とんでもない。旧いものほど新しい、これが宇宙の根本原理である。

現代人は大きな錯覚をしている。現代人の頭は、科学技術による人工以外のものはみな古い、と機械的に思う頭脳に洗脳されている。「身土不二」の原則の一つに、食物は日常生活地の四里（約十五～二十キロメートル）四方内で採れたものを食すこと、がある。これをもち出すと、誰もが笑い出す。バカなこというんじゃないと、一笑に付したがる。しかし、これは基本的に正しい。科学技術の発達で交通の便がよくなり、物流機構や機能は実におどろくほど完備して、世界のどこからでも好みのモノが短時間で手に入れられる時代ではあるが、私達の身体は居住するところの風土（日光、水、空気、土）と一体なのが、いちばん理想的なのである。正しい食物とは、居住する土地に産する健康なアリフレタ自然な農産物ということになる。

東京・大阪などの大都会では、そんなワケにはいかない。そのとおりだ。人間や生物の生命を無視した都市づくりを行った結果、人間も動物も植物も自然とともに正しい生活のできない都市ができ上ってしまった。しかし、そうもいっていられない。二十キロ四方内などとは規定しないから、できるかぎり近郊の産物を心がけるしかない。外国産より国内産がよいのはいうまでもない。米でも麦でも大豆でも、野菜・果物・海産物・畜産物などすべて、国内産と外国産では名称は同じでも品質がちがう。食べて身体への影響がちがう。どうにも食糧不足で、外国産を食用せざるを得ない状況なら仕方ない。そうでないかぎり異風土の食べものの、長期（数年〜数十年）にわたる摂取は、ドコのダレにかぎらず健康を損なうモトになる。身土不二の原則に離反するのに比例して、じわじわと健康を害することになる。身体を構成している元素と、食べものの元素のフルサト（故郷）が一致しているほど、身体の健康の調和ははかられやすい。外国産のほうが価格が安いにしても、身体に入ってのち高いものにつく結果になる。まさに、安モノ買いのゼニうしない、の謂れどおりになる。

日本人は、盆や正月に、フルサト帰りの民族移動をする。それぞれの民族に、みなそれぞれ、なんらかの、いうにいわれぬフルサト回帰現象はあるものである。日本人は、とくべつ、この傾向が強い。なぜ、フルサト回帰現象のようなことが起きるのだろうか。

それは、身体を構成している諸元素が、生まれ育った土地の風土（日光・空気・水・大地）の精（元素）による充電と融合と新陳代謝を本能的（物理的・化学的、生理的にも）に欲求するからである。生まれ故郷の日光・空気・水・大地には生まれ故郷独自の成分があって、身体を構成している分子・原子が、身土不二のエキス・エッセンスを欲しているのだ。父母や肉親につらなる心の分子・原子も、故郷の風土の中に父母や肉親の分子や原子の存在しているのを知っているのだ。フルサトの電気に感応して、私達の身心は元気をとりもどす。居住する二十キロメートル四方内で産する食べもの、というのは以上の意味を含んでいる。

正しい食べものを識別する上で、「工業的でない化学的でないモノ」ということは非常に重要である。バイオテクノロジーだ遺伝子工学だと、科学技術で得意になってつくられつつある人工の農畜産物は、どんな災いを人類や生物界、さらには地球生態系にもたらすのか、まだたしかめられたことではない。自然に反するものなのだから、人間の身体にも生物にもよいわけはない。工業化、化学化による農畜産物と、それらを原料にした加工食品類、これらは正しい食べものではない。

人間が両親によって、宇宙の生命力によって母胎内から生まれる生物であるかぎり、自然の生命と生命力が私達の大親である。自然が生み育ててくれる植物を食用として、自然随順の農法による農海産物を正しい食物と規定する。日本人の場合、日本の風土で正しい農法で収穫される米、麦、ソバ、アワ、ヒエ、キビなどの穀物、豆、ごま、野菜、海草類、自然塩、天然酵母による本格醸造の味噌、醤油、その他の調味料、漬物、これらが正しい食物である。

「正しい料理」とは

正しい料理とは、食べたものが正しい健康な赤血球、血液、体液となるための前処理でなくてはならない。料理は植物の血液化、動物化への同化作業ともいえよう。

桜沢は「料理は生命を創る芸術である」と述べた。桜沢里真夫人はつぎのように述べている。

「食物は生命の素、台所は生命の薬局であります。料理は実に、最も大切な芸術であります。

ナルホド食物は生命の燃料ですが、汽車の燃焼炉へ石炭をほうり込むようなわけにはいきません。料理をするのは、食物をこなれやすく食べ易く美しくととのえ、その上、心をも養うものでなくてはなりません。音楽も彫刻も、絵画も、詩も、歌も、俳句も、医学も、数学も、生化学もとり入れた綜合芸術であります。

食養料理は人間の生命を最も強く養い、あらゆる病を防ぎ、あらゆる精神のなやましさを除き、強いからだと判断力をやしない、人間を明るく快くし、世界を平和にし、人生を意義あるものにするのであります。食養料理は幸福な人生をつくり出すのに最も根本的な欠くコトのできない大きなものであります」(桜沢如一・里真共著『食養料理法』)

桜沢里真は、食養料理法を国際的に普及させるために、マクロビオティック料理法へと発展させた。料理の方法について、つぎのように述べている。

「どんな食物でも、どんなお料理でも、食養の原理、無双原理に従って作ればよいのです。この原理は一名アベコベの原理と云われる位で、悪いものをヨイモノにしたり、不用なモノを有用なモノにしたりするコトを自由にできないといけません。その土地、その季節のものを上手に料理するのが食養料理のよい所です。俳句といっしょで、その季節をとり入れ生かすことが第一に必要です。医学や栄養学や西洋の学者が、消化が悪いと云っているものでも、こなれやすい、立派な栄養や治療力のあるすぐれたものが多いのです。そればかりでなく、食物の世界の広さが生命力の深さにつづいているコトを教えるのも食養料理のありがたさです。食養の原理をしっかり握っておれば、如何に安い材料でも最も美味しい最も優れた料理が出来ますし、又世界一高価の料理をも、正しい優れたものに作ることが出来ます。これも他の料理のマネの出来ない所です。食養料理では最も安いものも、最も高いものも出来るのです。それでいて目的を完全に達し、他のイカナル料理法でも、科学でも決して非難を加える隙のないものです」（前同）

科学で非難を加えるどころか、最近は、科学者が食養料理や伝統的食物の合理性を証明し始めている。その一例。星野貞夫教授（三重大学農学部）は『ヒトの栄養　動物の栄養』（大月書店科学全書25　一九八七年）の中で、「きんぴらゴボウの効用」をつぎのように賞讃している。

「ビタミンの中には、脂溶性ビタミンとよばれ、脂質にとける一群がある。ビタミンA・D・

E・Kなどである。脂溶性ビタミンは水に溶けないので、脂質にとけこんではじめて小腸で吸収されると考えられている。脂溶性ビタミンは、食物や腸内細菌の合成によって供給されるが、腸管から脂質といっしょに吸収されるらしい。

ビタミンAが欠乏すると夜盲症になり、薄暗いところでは視力がなくなる。それほどでなくても体内粘膜の変質がおき、細菌に感染しやすくなるなどの症状があらわれる。ビタミンAは、レバー、牛乳、卵黄などに多く含まれている。ニンジン、カボチャ、緑黄野菜にはカロチンがふくまれており、これは腸粘膜上皮でビタミンAに変換される。

きんぴらは、ニンジンやゴボウを細切りにして油でいためるが、油はカロチンの吸収をよくする効果がある」

玄米正食法では、レバー、牛乳、卵黄をとらないかわりに、きんぴらをよくとる。動物性食物をとらなくても、植物性食物で合理的に必要な栄養をとれるようになっている。動物性食物や食品は、化学薬品と同じように、速効的な栄養成分はあるものの、副作用をもたらす毒素をのこしがちだ。植物性はその心配はない。まして無双原理にもとづいた料理法でつくられたものは、栄養と薬効をともにそなえている。

永年、大森を補佐して正食医学の食箋治療食を指導してきている大森一慧夫人は、治療食用としての〝きんぴら〟を一九七九年(昭和五十四年)二月の正食料理講座で、つぎのように講義している。

「材料の牛蒡、蓮根、人参の割合によって、その使用法が異ります。

①牛蒡50グラム、蓮根30グラム、人参20グラム、油大さじ2

普通の健康な人、特別な食箋を必要としない人。

②牛蒡25グラム、蓮根50グラム、人参25グラム、油大さじ2

貧血、顔色の悪い時、潰瘍等。

③牛蒡10グラム、蓮根80グラム、人参10グラム、油大さじ2

結核、ぜんそく、気管支炎等の胸部疾患。

牛蒡には、便秘、浄血、利尿、解毒、発汗、強精、消炎、熱さまし、排膿等の効能があります。野菜は、すべて、こういった効力を持っており、それらを混ぜて使用することによって複合的な効果が得られます。

人参は、造血、解毒、潰瘍で悪化しそうな病気、炎症、皮膚炎、皮膚のカサカサなどに効力があります。

蓮根の効能は、解熱、健胃、強壮などで、心臓病、ぜんそく、せき、たん、のどの痛み等によく効きます。

きんぴらは、ほとんどすべての病気に使用しますが、陽性の腸カタル、腸チフスには必要ありません。また、痔には、人参を入れないきんぴらを使用します。人参にはビタミンCが多いので、人参入りきんぴらでは痔は治りません。結核、陰性の糖尿病にも人参は不用です。

子供には、普通、人参はいらないといわれますが、正食の場合、子供がよろこんで食べるようなら与えるべきだと思われます。それは、一般の食事をしている方は、動物性食品の中にビタミンAを含むものが多く、これらを多く摂っておりますし、子供自身、陽性なので人参を必要としません。しかし、菜食の場合、ビタミンAを含んだ植物性の食品は少なく、人参、カボチャのような、カロチン色素を多く含んでいる食品を摂ることによって、ビタミンAの補給をしております」（『新しき世界へ』No. 515）

たかが「きんぴら」などと軽視できない。読んでおわかりいただけたことと思うが、料理法と食べ方で食物の生命力や効能に大きなちがいが出てくる。〝食は生命なり〟〝食は命なり〟と唱和されるとおり、きんぴら一つを考えても、きんぴらが神様に思えてくる。きんぴらの説明も、これですべてではない。各種食箋料理の一つとして説明された一部なので、それぞれの奥義を究めるとなると専門書ができ上がる。オートメーションシステム工場で機械的に画一、均一に大量生産される加工食品と、どちらが本当の料理で、どちらが本当の食物だろうか。

正食料理、とくに正食食箋料理は、桜沢・大森の理論が料理にもっとも具体的に反映されている。現代医学・栄養学にもとづく現今の料理法と、よくよく対比して、そのちがいを理解していただきたい。前者は、刻々と変化する生命に対応する生命重視の料理法であり、それは人間の生命と食物の生命をともに生かすことしか求めていない。後者は、人間の生命も食物の生命も二のつぎで、利益(金儲け)優先の数値主義の、企業と資本家のための料理法といえる。

さて、正食および食養料理(マクロビオティック料理)法は、実践なくしては体得できない。理論と実践が一体となって体得、体現される。具体的な学習は、宇宙法則研究会一慧のクッキングや日本CI協会および各地支部で行われている料理教室に参加して、陰陽無双原理と料理への実用法を勉強してもらいたい。日本だけでなく世界の各地においても開催されている。

正食料理法では、白砂糖、化学塩(精製塩)、化学調味料、化学香料・色素、その他の食品添加物、化学薬剤を用いての食用油、動物性食品いっさいを用いない。食素材のもつ特性・特徴を生命力とともに最大限に活かしていただくことを正しい料理としているからである。

書かねばならないことは、ほかにもたくさんある。包丁の使い方一つでも一冊の本では足りない。たとえば「切り方」に関して、桜沢里真はつぎのように述べる。

「——切り方は、一品ごとに、マナ板、包丁をきれいに洗います。決して切ったまま次のものを切るようなことをしてはなりません。でないと、陰(▽)、陽(△)がみだれますし、香りや味が悪くなります。煮込みものは大きく切ってくずれぬように注意しますが、時間のない時は、よく火を通さねばなりませんから小さく薄く切ります。お汁の実と煮込みでも切り方はちがってきます。みそ汁の実などはなるべく薄く切ります。三、四時間も煮込むような時は大切りにします。たとえば、おでん、ロシアスープ、シチューなどの場合です。切り方の▽△も考えねばなりません。食物をそまつにしてはなりません。土地から生命をもらった植物は完全に出来上がったものなのですから、それをすこしも捨てずに料理し、みつ葉、小松菜も根を使い、ゴボー、レンコンも皮をむかず、ゆでこぼさず、水をさらしてあく出しもいたしません。一番にゴミや悪いところを除き、水でいそいできれいに洗います。いつまでも水につけて洗っていますと、△の成分が水（▽）にとられてしまいます。切る時も、大きいのや小さいのや、薄いのや厚いのがないように、そろえて切ります。台所の秩序によって身体の秩序ができます。だらしのない人、秩序のある人、ゴマカス人、ワル者、不良、正直な人、皆この調理する人の性質をうけてしまいます。切り方によって▽△の調和がやぶれます。たとえば玉ネギは、根の方は△、芽の出る所は▽ですから、横に輪切りにした場合、芽のでる方、上半分のみたべる人は▽になり、根の方のみ食べる人は△になり、かたよります。タテに廻し切りにいたしますと、一切れたべても▽と△との部分がありますので安心です。大根、人参、ゴボウの場合は先の細い方（下）が△ですから家中で一番▽の人にたべさせ、葉付の所は一番△の人にたべさせるという風にいたします。とてもめんどうの様ですが、なれるとだんだん見分けることが出来、調和のよいお料理ができるようになります」（『食養料理法』）

現代は、パック入り食品をおフクロ料理ともてはやす加工即席食品時代である。普通の家庭料理でさえ手こずる時代だから、食養料理や正食料理はむずかしすぎて想像も見当もつかないかもしれない。アメリカのほとんどの家庭の台所には、ハサミとかん切りと栓ヌキしかないといわれている。ハサミとかん切りで料理作業がコトたりてしまうほど加工食品化されてしまっている。そのため、時たま肉を切らねばならない場合でもハサミでないと切れない、それほどに手先も不器用になっている人が多い。手先き、指先きが不器用になって、他のさまざまな機能も順次に退化したり低下していく。

日本も同じ道を歩んでいる。料理・調理が人間をつくる。ヒトを人間にする。ヒトを人間たらしめた料理を、工業化という技術で代替して、私達は人間放棄につとめている。野蛮人から文化人になったつもりで、いかなる文化人たろうとしているのだろうか。私達は文化そのものを根本的に見直す時機にあるのではないか。人間としての生き方、人間としての在るべき姿などすべて洗い直し、正しく意識革命せねばならない時に至っている。

さて、大根や人参やごぼうなどの切り方、玉ねぎなどの切り方、皮のむき方、煮方、炊き方、ゆで方、焼き方、炒め方等々、料理法の個々については専門家と専門書にゆだねることにする。

玄米の料理のなかでもっとも大切なことは、玄米をおいしく炊く、このことが第一である。おいしい玄米ごはんが玄米食の基本である。玄米ごはん、玄米がゆ、玄米クリーム、玄米スープなど、これらをみなおいしくこしらえる。これこそが玄米正食の基本であり、正食治療の基本である。おいしい玄米ごはんを炊けるかどうか、おいしい玄米がゆ、玄米おじや、玄米クリーム、玄米スープをこしらえられるかどうか。このおいしさの程度は、米や水の質にもよるけれど、料理するひとの愛情と知恵に比例する。料理は愛情と知恵のバロメーターである。

「正しい食べ方」とは

よく噛むこと。この一事に尽きるといっても過言ではない。正しい食べ方のマナーや礼儀作法も大切であるが、健康と治療という身体の生理面での基本は、まず、よく噛むことである。『噛み方健康法』(大阪・正食協会)を初め噛み方に関する本が出版されだしている。いずれも噛むことの重要性が強調されている。正しい認識が大切だ。

噛む効果が医学的に証明され始め、理論と実践が同時に生活化される。大変よいことだ。食養と玄米正食の世界では、噛むことの実践面は当初から強調されてきたが、生理医学的理論は乏しかった。

わが国には、よく噛む食事法は礼儀作法のかげにされて、あまり強調されなかった。特に封建時代以降は、為政者や強者のつごうからだろうが、「早メシ、早グソ」が美徳とされて、モグモグとよく噛むのは蔑視される風潮があった。明治時代以降は、軍隊によってこれが徹底され、さらに西洋食によるやわらかい食物や流動食の普及で、日本人は頭も歯も内臓も精神も、すべてに虚弱化して今日に至っている。見かけはよくなったが、内の弱く乏しい身体となった。

身心の健康を回復するのには、お米（とくに玄米が理想的だが）をよく噛むことから始めるしかない。玄米食では、噛まないことには、食事そのものが始まらない。「よく噛むことは生命もうけのはじめ」である。「早メシ、早グソ」は立身出世時代の処世術である。現代は、いかに生命もうけするか、の時代だ。それには「よく噛むこと」から始めよう。

私は、玄米食を始めたての頃、リクツはぬきで、いつも百回から百五十回噛む努力をした。その頃はいまのように、噛む効用を理論的に説明した本や指導書はなかった。トニカクよく噛むこと、の一点ばりで始まった。最初はアゴやコメカミが痛くなった。歯も痛くなった。慣れてよく噛めるようになるにつれて、体調はよくなった。噛み方に比例して風邪をひかなくなった。丈夫になった。当初の私は、桜沢のつぎの文章にしたがったにすぎない。

「――マア、だまされたと思って一日だけよくカムことを実行してごらんなさい。それで悪くならなかったら、もう一日やってごらんなさい。毎日玄米クリーム（又はスープかカユ）とヤサイ一皿（四十〜五十グラム）だけでよろしい。三日又は七日つづけても悪くならなかったら、玄米ごはん（圧力釜がよろしい）をよくカンでたべるのです。それで多少波はあっても大体において悪くならないと見きわめたら、第一期食を始めるコトです」

第一期食については『新食養療法』（桜沢如一著・日本CI協会刊）を読んでいただきたい。

よく嚙むことは、重病人・病弱者はもとより、病気でない人も必要なことである。歯があるのは、食べものをよく嚙みなさいという神様の無言の教えにほかならない。基本的に百回以上嚙むようにしよう。

つぎに大切なのは、主食（玄米・穀物）と副食（おかず）の比率である。ごはん三〜五口に、おかず一ハシの比率がよい。「飯《メシ》三口菜一口」ともいわれている。

みそ汁を最初にいただく。口、食道、胃、腸に食事をしらせ受け入れ態勢をとるためである。それからごはんを食べ、おかずを食べる。副食に、何を、どのように食べるかは、季節と天候と土地柄と体調、病人なら症状に応じて、それぞれを無双原理で判断して決めればよい。日本国内での基本的な副食もある。基本に忠実に、というスナオなトリ組みかたで始めるほうが、長つづきする。主食と副食の比率がなぜ三〜五口に対して一ハシなのか、その理由などについては各自研究してみてほしい。いろいろの重要なことが分かってくるだろう。よく噛むという、たったこれ一事だけのことに、私達はこれまで想像もしなかった非常に重要な、神秘的な、ありがたいたくさんの効能が秘められている。最近、オドロクべきことが、つぎからつぎへと、学問的に解明され発表されつつある。

正しい食べ方の三番目の心得として、湯茶（水分）の摂取量をあげておきたい。第一番目の〝よく噛むこと〟、第二番目の〝飯三〜五口に菜一ハシ〟が守られても、湯茶（水分）が節制されないと効果は減少してしまう。

湯茶の摂取量は、一日（二十四時間）の排尿回数で調節する。男性は一日三〜五回の排尿、女性は一日二〜三回を基準に飲食を加減する。

なぜこの回数でなければいけないか。これも学問的に根拠もあり理由付けられる。しかし、リクツよりも、まず自分で実行してみるほうがよい。この回数になった時の体調は、実に爽快であり好調になる。小便の回数は基準どおりなのに、どうしても調子悪く病気がちという人もある。その場合は、べつの食事療法を必要とする。一般的に、種々病気があっても、小便がこの回数で安定してくると、病気は治ってくる。

大便は一日一〜二回がよい。二回以上でもよい。玄米食を始めて、最初のうちは、いく日も排便がなくなることも多い。便秘症状となって、なかなか出ない。反対に下痢症状になる人もある。どちらの場合も、第一番、第二番、第三番の食べ方の心得が守られていれば、必ず改善される。そう神経質に心配することはない。

大森はいつもくり返し忠告する。「無農薬自然農法による玄米と、化学農薬・化学肥料農業の米とでは、健康の増進力、病気の治療と治癒力に、生命力がまったくちがう。雲泥の差がある」と。

これはお米だけの問題ではない。すべての農海産物についていえることである。

また、「玄米のオモユやオカユひとつこしらえるにも、病者を治し癒したい愛情が、オモユやオカユの生命力・治癒力を左右する」と。さらにつけ加えていう。「重病人に対して最後の決め手は、愛情の力、愛の力である」と。

また、「湯茶や果物をとりすぎて血液をうすめていたのでは、重症の病気は治らない」と。これは、化学薬剤注入によって、ヒトとしての正しい血液成分バランスを乱し崩して人工的な血液状態にしながら、自然治癒力に期待するという矛盾医療を行っている現代医療への忠告でもある。

最後に桜沢の言葉を引用して、この書の総まとめとしたい。

「吾々の生命の根源である食物をとる時、一口八十遍以上咀嚼しながら、遙かにその由て来る所を沈思黙考するということは非常に意味のあることである。これは禅宗の数息観に似ている。数息観とも云うべきものである。一口をよくよくかみしめると云うことは吾々の悠久の生命が、今頂く食物から来ているのであるゾ、と肝に銘じて頂くことである。今、我は古い古い生物の道を成ずるのである。この道を成ずる事は人間の義務であり、この道を成じ、自分を完成することは最大の幸福である。人生無上の幸福である、と言う最高の感激を味わうべきである」(『新食養療法』より)

そして彼は、食前食後の言葉として、つぎの言葉を添えてくれている。

●食前のことば

「いま私達はここに正しい食べものを、あたえられました。私たちはこれを正しく取り、よくかみ、よく味わい、健康と自由、幸福と平和をかくりつし、ぜったいの安心、無畏《むい》の勇猛心、最上のチエをうけ、宇宙の秩序を身につけて正しく楽しく生きたいと思います。いただきます」

●食後のことば

「いま私達は正しき食べものを頂きおわりました。正しき食べものは光とやみ、もろもろの空の力と、土と水のかなでる妙なる調べであります。又そのゆえに食べものによりて生かされるものはみなすべてきょうだい(同胞)であり、世界は一つであることを深く思い、アラソイなく、ナヤミなき生活をくみたてるためにすべてのきょうだい(同胞)と力を合せるようにいたします。ごちそうさま」

正食医学は「正食」と「無双原理」により成り立つ。

「正食」とは、正しい食物を正しく料理し正しく食す、が根幹である。この〝正しい〟を決定するのが「無双原理」である。「無双原理」を自由自在に活用しないかぎり、万物万象万病への的確な対応にはならない。

【付記】 生姜湯と芋パスターのつくり方と使用法

◎生姜湯（しょうがシップ）――ヒネ生姜約百五十〜二百グラムをおろして、ガーゼかフキンで三角の小袋をつくり、それにおろした生姜をいれ、口をゴムバンドでしめるかヒモで結える。金ダライに沸騰したお湯二リットルほど入れ、八〇度ほどになったところで生姜の袋を入れ、生姜汁を出す。その金ダライにタオルをひたし、やや固めにしぼり局部を蒸し、または静かにもむ。タオルは冷めないうちに熱いのと替え、その上をバスタオルなどでおおう。生姜湯が冷めたら電熱器で温めるが、沸騰させてはいけない。シップは局部に血の気が赤くピンク色程度にあらわれるまで（約二十〜三十分）行う。

◎芋パスター――里芋のキヌ皮を剥ぎ、おろし金にておろし、それに約一割の生姜おろしを混ぜ、ほぼ等分のうどん粉（地粉）を練り合せて、和紙または布片（木綿）に厚さ一・五センチにのばす。患部を生姜湯にて蒸した後、これを貼る。貼った部分はサラシなどで巻き、ずりおちなくする。四時間後、乾ききらないうちにとりはずし、また生姜湯で湿布し、また芋パスターを貼る。ヒフの弱い人はかぶれてカユクなることもある、ヒフのただれる場合もある。その場合、純正ごま油をぬり、しばらく休んだ後、またつづける。生姜シップや芋パスターを使用中に、ビニールなど通気性のないもので患部をおおってはいけない。

あとがき

生物が生存するのはなぜか。

人間が生存するのはなぜか。

いくつかある答の中から、ここでは、私は子孫（種子）をのこし、のこせてきたから、と答えたい。子孫（種子）をのこせない生物は死に絶えて、生存しなくなる。子孫をのこせた生物のみが、いま生存している。

人類は子孫をのこす生物として生存してきた。これからはどうなるかわからない。

子孫をのこす条件はなにか。

私は、子孫が生存しつづけられる自然環境の保存と、生殖機能の保持が必須の条件と考える。

私達は、いま、このどちらをも日々に破壊し、破滅しつつある。現代の生活システムは、自動的に、この両方の条件を破壊し破滅するメカニズムに仕上がってしまった。ダレ、カレが悪いといってもはじまらない。人類の生き方、生活のしかたの選択を、過去のある時点から間違ってしまったのである。

どのように、なぜ、間違ったのだろうか。

いのちを脅かす天災や病原菌は敵である、生存を脅かす食糧不足や戦争や不況などの原因は敵である、とする敵対観念と外敵思想は、いまも人類の頭脳に固定観念となって腰をすえている。この固定観念をときほぐし放棄しないと、人類は子孫（種子）を絶滅させかねない。

この世界に、外敵は一つとして在り得ない。敵は内にあり、人間の心の内にこそある。敵とか味方とかいう表現は好ましくないが、人間にとって自分自身が最大の敵であることの自覚ができるかどうか、旧い敵対固定観念を新しい柔軟な考え方に転換できるかどうか、これがいま、もっとも必要なのではないか。

私たちは、外敵を征服せんがために、科学技術を開発し進歩させることに熱中してきた。敵は外にあるとばかり一心不乱に科学技術を進歩させたら、科学技術は人間自身の内なる敵を、より凶悪な外敵と感知してか、人類そのものこそ征服せねばならない最大の敵とみなしかかっているようだ。科学技術が、自然環境をも生殖機能をも、破壊し、破滅しつつある。

そのもっともよい例は、核兵器と原発と遺伝子工学産業である。これらはどれもみな敵を征服し、ゆたかな生活を保証し、身の安全と保全を得んがための敵対思想が技術化したものであるが、いま、これらが日々に、自然と生物を破壊し、破滅させる凶器になっている。米国のワールドウォッチ研究所は最新の報告書で、「環境難民」の増大を指摘している。環境難民の増大は、地球の自然環境の悪化を示すバロメーターであるが、環境難民どころか科学技術人類総難民というべきだろう。

科学とは、本来、自然と人間のよりよい関係と在り方をさぐり、共存共生、共存共栄、状況によっては共存共貧の生き方と生活のしかたの度合を的確に判断するための学問でなければならなかったはずなのである。それが自然を破壊し、生物を破滅させる凶器に発展、成長してしまったのは、私達の心の無明による。

心の無明は、食べものの生命力を軽視し無視する生き方、生活のしかたに比例して大きく深くなった。食べものの生命力とは自然環境の生命力にほかならない。

桜沢如一は、人間の身心の光明は食べもののいのち（生命）に由来することを発見し、人間が無明を超脱する生理学的方法として、正食法と陰陽無双原理を実用理論化した。

大森英桜は、桜沢の理論を実証すべく、玄米正食による病気治療法としての「正食医学」を築き上げた。

玄米正食と正食医学は、身心に光明をとりもどし、科学技術を人類の道具として正しく用いる正しい判断力をもたらすためのものである。病気は無明のあらわれである。無明を治し癒すには光明しかない。光明は宇宙の生命力にしかない。人間の考え出し、つくり出す科学技術がいかに高度で精巧精密になろうと、これは力の無明の一端をあらわしているにすぎない。宇宙の生命力、自然の生命力によって光明を得る治療でなくては、マコトの光明体になれない。宇宙の生命力、自然の生命力は、自然の食物に姿をかえて伝えられている。

心ある人はすべて、地球も人類も、いまのままではいけないと心配している。このままでは、地球も人類も生物も、破壊され絶滅しかねないと心配している。しかし、どこから手をつけたらよいか、とまどっている。

とまどうことはないのだ。

桜沢と大森は、玄米正食をすすめている。イエスは「食（悔）い改めよ」と説いている。仏教では「身土不二の原則」を教えている。（身土不二の原則については、わかりやすい解説として『仏教の身土不二観』〈山口卓三・中外日報刊〉をおすすめする）

人間の小智で組み上げた動物性を主体とした栄養学による食生活を、玄穀物主体の食生活に食い改めること、これが地球と人類と生物をよみがえらせる第一歩で、これ以外の方法はない。

食い改めによるしか、生き方と生活法を正しく改める方法はない。

いま人類は、軽重はべっとして、すべて、何かしら病んでいる。社会も国も、地球も自然も、みな病んでいる。これらをすべて同時に治療し癒しはじめるのには、食い改めによるしかない。

玄米正食と正食医学は、そのためのものである。

玄米食とその生活法は、いま、マクロビオティックと称して、わが国でよりもアメリカ・ヨーロッパ各国・南アメリカ・カナダ・インド・東南アジアなど外国でのほうが熱心にとりあげられている。桜沢と彼の思想を継ぐ弟子たちの活動によるが、世界が正しい食い改めの方法をさがし求めている。

わが国では、左記において、料理教室、正食医学講座、関係書籍類の取扱いをしている。

・宇宙法則研究会　☎〇三（三三二〇）九七九六

〒一六七―〇〇五一　東京都杉並区荻窪四―二八―一二　ピースビル荻窪三階

・日本CI協会　☎〇三（三四六九）七六三一

〒一五一―〇〇六五　東京都渋谷区大山町一一―五

・正食協会　☎〇六（六九四一）七五〇六

〒五四〇―〇〇二一　大阪市中央区大手通二―二―七

「食べものは命《いのち》」。食なきところに生命現象はなく、いかなる生物も生き永らえない。

「食べものは環境の結晶」。環境破壊は己れ自身の破壊に通じ、環境汚染公害は〝食〟を通して己れを不健康に病弱化する。

「食べものは最高の薬」。古人は「草を楽しむことを〝くすり〟」とみなしていた。

食べもので病気は治せるのである。正しい自然環境をとりもどすことを、私達は二十一世紀の最優先課題にして取り組まなくてはならない。そして個人がすぐに行えることは「食い改め」。

さあ、食い改めによって〝健康と平和〟の世界実現をめざそうではないか。

このたびの改訂にあたって、新泉社代表の石垣雅設、編集部竹内将彦、兵頭未香子の各氏に大変ご協力をいただいた。心よりお礼申し上げ感謝の意にかえさせていただきたい。

平成十五年二月十五日

石田英湾

著者略歴

石田英湾（いしだ　えいわん）
1955年　群馬県立高崎高等学校卒業。
1975年　小説「ウォーリィの二日」により第10回上毛文学賞受賞。
現在　「群馬・マクロビオティック・センター」および「お米を正しく食べよう運動」主宰。日本ＣＩ協会顧問。宇宙法則研究会代表。
著書『生活革命＝玄米正食法』（1981年，新泉社）
『「元気」の革命』（新泉社）
『GENMAI』（1989年，Japan publications inc.）
『アトピーを家庭で治す』（1991年，新泉社）
『玄米食は病気を治す』（1995年，新泉社）
『言霊アワ歌の力』（1996年，群馬・マクロビオティック・センター）
『ひえ・かぜ体質を治す』（1999年，あさを社）
現住所　高崎市和田町７号13番地

改訂新版　食べもので病気は治せる

1988年12月25日　第１版第１刷発行
2003年４月25日　改訂新版第１刷発行

著者＝石田英湾
発行所＝株式会社　新泉社
東京都文京区本郷2-5-12
TEL 03(3815)1662　FAX 03(3815)1422
振替・00170-4-160936番
印刷・相良整版印刷　製本・榎本製本
ISBN4-7877-0217-3　C2077